G. KIYOMBO MBELA MD, PHD
N. NSEKA MANGANI MD, PHD
M. MPEMBI NKOSI MD, PHD
(ÉDITEURS)

ABSTRACTS DE LA FACULTÉ DE MÉDECINE

2003-2013

RACINES ET CROISSANCE

Numéro spécial

UNIVERSITÉ KONGO
Centre de recherche et d'action
en santé publique (CRASP)

© 2015 CRASP/Kisantu
Tous droits réservés
ISBN 9781515127918

G. KIYOMBO MBELA MD, PHD
N. NSEKA MANGANI MD, PHD
M. MPEMBI NKOSI MD, PHD
(ÉDITEURS)

ABSTRACTS DE LA FACULTÉ DE MÉDECINE

2002-2003

RACINES ET CROISSANCE

Numéro spécial

UNIVERSITE KONGO(UK)
Centre de recherche et d'action
en santé publique (CRASP)

PRÉSENTATION DE LA FACULTÉ DE MÉDECINE DE L'UNIVERSITÉ KONGO

La faculté de médecine de l'Université Kongo a accueilli ses premiers étudiants durant l'année académique 1991-1992.

La première promotion était composée de 21 étudiants.

Au total 619 médecins ont été diplômés à L'UK Kisantu. Ceux-ci occupent différentes postes de responsabilité dans le système des soins de santé en RD Congo.

La faculté compte aujourd'hui un total de 2089 étudiants. Pour l'année académique, 92 médecins stagiaires se présenteront au jury de fin d'étude de médecine.

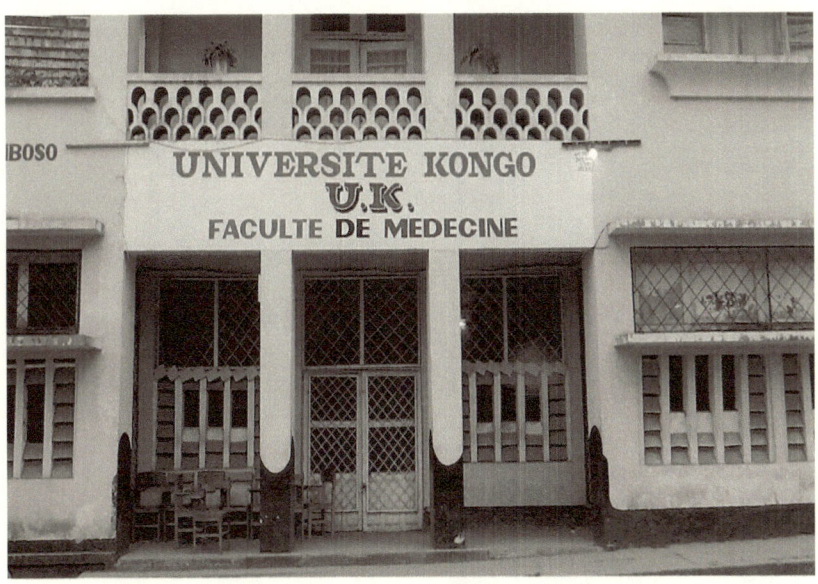

INTRODUCTION

Dans les années 90, la Faculté de Médecine de l'Université Kongo implantée à Kisantu a été la première à imposer la rédaction d'un travail de fin d'étude (TFE) à ses finalistes en sus du Jury de fin d'étude de médecine. Au fil des années, les autres facultés de médecine aussi bien privées que publiques ont emboîté le pas à la faculté de Médecine de Kisantu, faisant école de cette innovation.

La richesse et la diversité des abstracts présentés dans ce recueil montrent à quel point les pères fondateurs de la faculté de Kisantu avaient vu juste. Quelques-uns des travaux répertoriés ici ont déjà été publiés sous formes d'articles dans des revues à comité de lecture. Cependant la plupart d'entre eux font l'objet de citations dans des thèses défendues tant au Congo, en Afrique qu'ailleurs dans le monde.

Un regard panoramique sur ces travaux montre que les sujets explorés concernent au plus près la santé de la population de la province du Kongo central en particulier et celle de la RD Congo en général. Ainsi l'Université Kongo, à travers sa Faculté de Médecine prend sa part dans les efforts de développement et d'amélioration des conditions de vie de nos communautés.

Les résultats observés dans le cadre de ces travaux permettent aux praticiens de porter un regard critique sur la qualité de la prise en charge des patients au Kongo central.

Cette première édition du recueil sera régulièrement mise à jour et publié année après année.

C'est l'occasion de saluer et de remercier pour leur apport dans l'élaboration de ce recueil le Pr Dr Kiyombo Mbela, le Pr Dr Nseka Mangani, le Pr Dr Magloire Mpembi, et tous ceux qui se sont investis personnellement pour le rendre disponible.

Ce recueil comprend 5 parties regroupant les textes en fonctions des spécialités abordés à savoir : les abstracts dans le domaine de la chirurgie (Première parie), les abstracts dans le domaine de la gynécologie et obstétrique (Deuxième partie), les abstracts dans le domaine de la médecine interne (Troisième partie), les abstracts dans le domaine de la pédiatrie (Quatrième partie) et les abstracts dans le domaine des sciences de base et santé publique.

LISTE DES AUTEURS

Digata Mabeka	Mamitha	
Bamba Kakutalua	John	
Banga Biau Kanda	Théophile	
Bilongo Matumona Mananga		
BUASSA-Bu-TSHUMBU		MD, PhD
Bunga Tulela		
Divengi Nzambi	Jean-Paul	
Dodo Lusungu Buabua Malanda		
Fuangu Nimi	Marthe	
Gambi Dona	Nathalie	
Gini Ehungu		MD, PhD
Gini Ehungu		
Kaba Nduku	Georges	
Kaswa Khasa	Sylvie	
Kayembe	Jean-Marie	
Kazadi Ngoy-A-Sanza	Johny	
Keba Ndongala		
Keba Ndongala		
Khuala Dinka	Roger	
Kibokela Ndembe	Dalida	
Kilembe Mazaza		
Kinsala Ya Bassi		
Kintoki Vita		
Kiula Ntete		MD, PhD
Kiyombo Mbela		
Kokela Kintomba		
Kubatila Kenko		
Kuyekudila Makima	Blaise	
Lemvo Demba	Toussaint	
Longo Mbenza	Benjamen	MD, PhD
Luamba Bafuanga		
Lusameso Bazika	Papy	
Lusikila Nzumba	Rose	

Lutete Kelani
Lututala Mumpasi
Luyeye Mumbata
Luyeye Nseka			Freddy
Luzolo Mbikulu
Mabuaka Kuediatuka
Madede Bonga			Bijoux
Magundu Kisuanda Lukoki
Malundama Mena			Georgine
Mampuya Mbaku			Fleury
Mankulu Mbala
Masanga Lufumbu			Honorine
Massamba			Victoria Kubuta
Matezo Matumona			Joseph Trésor
Matondo Khuabi
Matondo Kinata
Mavinga Mpola
Mayinga Mbambu
Mbala Lhemba
Mbala Nlandu			Léon			MD, PhD
Mbanzulu Pita						MD, PhD
Mbendi				Charles
Mbungu Wimba			Roger			MD, PhD
Mfuna Makuntima			Zwiter
Mpembi				Magloire Nkosi
Mputu Yamba						MD, PhD
Muzembo Basilua			André
Mvibudulu Nkazi
Nganga Nsuanga
Nkengi Luseki			Eulalie
Nkieri Njey E			Erick
Nkodia				Faustine Inès
Nkonko Lutumba			Georges
Nsevolo Mampuya
Nsita Massamba			Christophe

Nzungu Maza	Laurent	
Nzungu Ntabukila	Franklin	
Otchia Bakisi	Patrick	
Phemba Ngiembo	Charlotte	
Pidi Kia Nsambu	Sylvie	
Tady Muyala Bempui	Bruno Paul	MD, PhD
Takaisi Kikuni		MD, PhD
Takaisi Kikuni		
Thamba Tsasa	Richard	
Yanga Kidiamene	Yvon	MD, PhD
Zinga Vuvu	Chantal	
Zola Dudu	Erick	

PREMIERE PARTIE : ABSTRACTS DANS LE DOMAINE DE LA CHIRURGIE

1. FREQUENCE DES COLECTOMIES A L'HOPITAL DE LA COMPAGNIE SUCRIERE DE KWILU NGONGO

Par Freddy LUYEYE NSEKA et KIULA NTETE ; MD, PhD, 2003

Le présent travail constitue une étude rétrospective documentaire, menée à l'hôpital de la CS de Kwilu-Ngongo, sur les cas de colectomie réalisés du 1er janvier 1999 au décembre 2003.

L'étude a consisté à évaluer la fréquence des interventions de colectomie réalisées au cours de cette période en vue de la critique, sur base de leur indication, en démontrant si elle est justifiable ou non.

Sur base des objectifs visés, l'étude a rapporté les résultats ci-après :

- 187 cas de colectomies ont été répertoriés parmi les 933 interventions chirurgicales de l'appareil digestif soit une fréquence de 20 % de colectomie.
- La colectomie était indiqué plus que pour le dolichocôlon et la méso colite du sigmoïde.
- La colectomie était réalisé plus chez les jeunes de 14,8 à 39,6 ans pour la majorité de sexe féminin habitant les camps des ouvriers de la compagnie sucrière,
- Aucune affection ayant indiqué la colectomie n'a été sanctionnée d'un traitement médical de première intention,
- Les types de colectomies les plus réalisés étaient les colectomies gauches et sigmoïdienne,
- Les malades ont plus consulté pour constipation, douleurs abdominales et/ou ballonnement abdominal,
- La majorité des opérés ont bien évolué précocement comme tardivement.

En discutant ces résultats, nous sommes parvenus à conclure que les interventions des colectomies sont bel et bien fréquentes à l'hôpital de la compagnie sucrière de Kwilu-

Ngongo, mais compte tenu de leurs indications, 86,7 % de ces interventions ne sont pas justifiées. Néanmoins, ces interventions sont bien réalisées et le suivi post-opératoire bien assuré.

2. PERITONITES POST-OPERATOIRES EN CHIRURGIE. CAS DE L'HOPITAL PROVINCIAL GENERAL DE REFERENCE DE KINSHASA 1995-2002

Par KEBA NDONGALA et MPUTU YAMBA ; MD, PHD, 2003

La péritonite post-opératoire est une complication septique intra péritonéale grâce pouvant s'observer après toute intervention chirurgicale comportant une ouverture de la cavité péritonéale.

L'étude faite a permis de rassembler des données de P.P.O utile pour la prise en charge.

Les patients opérés pour péritonite post-opératoires de juin 1995 et décembre 2002 en chirurgicale ont fait partie de notre étude.

Cette dernière a noté les éléments suivants :

- L'incidence de P.P.O est de 19 % parmi les péritonites en générale ;
- L'affection est plus fréquente chez les sujets autour de 20 ans elle prédomine dans le sexe féminin avec un sex ratio de 1,6/1
- Les appendicectomies pratiquées dans les centres périphériques en sont la principale.

Des campagnes de prévention sur la maladie par la sensibilisation et l'information des populations sont utiles car elles permettront de réduire le risque ainsi que l'incidence de cette affection.

3. LES PERITONITES PAR PERFORATION DU GRELE D'ORIGINE TYPHIQUE A L'HOPITAL PROVINCIAL GENERAL DE REFERENCE DE KINSHASA : ASPECTS CLINIQUES, THERAPEUTIQUES ET PRONOSTICS

Par KUBATILA KENKO et MPUTU YAMBA ; MD, PHD, 2003

Avec une fréquence DE 38,6 % de l'ensemble des péritonites, de 42 % des péritonites secondaires, la perforation typhique représente une cause redoutable des péritonites par perforation.

Complication fréquente de la fièvre typhoïde, la perforation intestinale offre souvent un tableau dont les signes n'ont rien de pathognomonique par rapport aux autres péritonites ; elles sont celles des péritonites asthéniques liées à des difficultés d'accès aux soins médicaux.

Avec un sex-ratio de 1.55/1 et un âge moyen de 21 ans, la perforation intestinales est survenue en moyenne entre la deuxième et la quatrième semaine de l'évolution de la maladie typhique et le diagnostic est basé sur le contexte épidémiologique, clinique, le pneumopéritoine radiologique et les lésions anatomiques per-opératoires

Une réanimation intensive et énergique pré, per et post-opératoire associant la correction de désordres immuno-électrolytique et antibiotiques selon une durée de quatre à six heures est la clé voûte de la réussite thérapeutique.

La technique chirurgicale doit s'efforcer d'être moins invasive et mettre le malade à l'abri des complications telles la reperforation, le lâchage des sutures ou la fistule.

Au retard du diagnostic et au manque des moyens adéquats de réanimation s'ajoutent les complications post-opératoires en tête desquelles l'infection de la plaie (23,5 %) témoin de la gravité de cette affection avec une mortalité estimée dans notre étude à 39,2 % et une mortalité élevée : 37,3 %.

4. PROFIL EPIDEMIOLOGIQUE ET BILOGIQUE DES OSTEOMYELITES A L'HOPITAL SAINT LUC DE KISANTU

Par BILONGO MATUMONA MANANGA et GINI EHUNGU

L'ostéomyélite st la plus fréquente des urgences orthopédiques de l'enfant. L'arrivée de l'antibiothérapie a diminué sa fréquence en Europe, mais en Afrique, principalement en RDC, nous constatons qu'il a encore beaucoup OMC.

L'objectif général est de mieux comprendre le degré d'atteinte et l'ampleur de l'ostéomyélite chez les enfants à l'HSLK.

Il s'agit d'une étude documentaire et descriptive sur 32 cas d'ostéomyélite suivis dans le service d'orthopédie pédiatrique de 2007 à 2010.

La population de notre étude est constituée de tous les malades hospitalisés dans le service d'orthopédie pédiatrique de l'HSLK.

A été inclus tout patient chez qui le diagnostic d'ostéomyélite a été posé, confirmé par la radiologie et le dossier retrouvé dans le service d'archive.

Il ressort de cette étude que :

- La prévalence des enfants atteints de l'ostéomyélite est de 1 % ;
- Le sexe féminin est plus atteint (59,4 %) ;
- Beaucoup d'enfants font l'OMC après l'âge de 5 ans (75,1 %) ;
- 84,4 % des malades sont consultés après 6 mois du début de la maladie ;
- La chute est le premier facteur favorisant (28,1 %) ;
- Le staphylocoque doré est le germe le plus retrouvé ;
- Le tibia est le segment le plus atteint (40,3 %), le fémur (27,9 %) ;
- Les images radiologiques, l'ostéolyse (75,0 %), les séquestres (50,0 %).

L'ostéomyélite affecte aussi les enfants, il existe des facteurs de risque et que la consultation à l'hôpital est tardive, ce qui justifie l'abondance des cas des OMC.

DEUXIEME PARTIE : ABSTRACTS DANS LE DOMAINE DE GYNECOLOGIE ET OBSTETRIQUE

5. CANCER DU COL UTERIN A L'HOPITAL SAINT JOSEPH DE KINSHASA/ LIMETE

Par OTCHIA BAKISI Patrick et MBALA NLANDU Léon ; MD, PHD, 2012

Notre étude sur le profil clinique et histologique sur le cancer du col utérin à HSJ, avait comme objectifs :

- Général : L'amélioration de la prise en charge du cancer du col utérin dans notre milieu ;
- Spécifiques :
    o Déterminer la fréquence du cancer du col utérin confirmé histologiquement parmi les cancers gynécologiques diagnostiqués à l'HSJ ;
    o Identifier quelques facteurs de risque liés au développement d'un cancer du col (âge, parité...) dans nos milieu (HSJ) ;
    o Identifier les principaux signes motivant la consultation à l'hôpital saint joseph de Kinshasa ;
    o Identifier les moyens utilisés pour poser le diagnostic
    o Evaluer le traitement du cancer du sein à l'HSJ/Kinshasa et proposer des pistes de solution pour réduire la mortalité due au cancer du col utérin ;

Notre travail est une étude documentaire et descriptive qui a consisté à analyser 59 patients hospitalisées dans le service de gynéco–obstétrique de l'hôpital saint joseph de Limete/Kinshasa sur une période de 5 ans (du 1er Aout 2006 au 31 juillet 2011).

Au terme de cette étude, nous avons constaté ce qui suit :

- Le cancer du col occupe la 1ère place (38 %) des cancers gynécologiques dans notre milieu avant le cancer du sein.
- Les tranches d'âges compris entre 38 et 43 ans (22,03 %) et 50 à 61 ans (44,06 %) sont les plus touchées. Il atteint

essentiellement les grandes multipares (69,49 %) et les ménopausées (69,48 %).

- La majorité des patientes a consulté pour métrorragies seule (55,93 %) et associée aux leucorrhées malodorantes (20,33 %).
- La forme histologique dominante est le carcinome épidermoïde qui représente 83,05 % de cas et l'adénocarcinome 3,38 %.
- Le stade I a été le stade le plus rencontré avec une fréquence de 44,06 % suivi du stade IV (30,5 %).
- L'examen clinique couplé à la biopsie (49,19 %) a été le moyen le plus utilisé, suivi de l'examen clinique couplé à la biopsie et à l'échographie pelvienne (47,45 %) pour poser le diagnostic du cancer du col.
- La chimiothérapie seule (35,59 %) a été le traitement le plus instauré suivi de l'hystérectomie totale radicale avec curage ganglionnaire (25,42 %).

Notre étude n'a pas pu étudier la survie de nos patientes de 5 ans à cause des données incomplètes dans les dossiers de malades ; certaines femmes ne reviennent plus à la consultation d'une part et d'autre part la période de 5 ans ne s'est pas encore écoulé pour celles qui ont un suivi régulier.

6. LES ANOMALIES DU SPERMOGRAMME CHEZ LES PATIENTS SUIVI POUR STERILITE CAS DE L'HOPITAL SAINT LUC DE KISANTU

Par Patience MVIBUDULU NKAZI et MBUNGU WIMBA Roger ; MD, PhD, 2012

La stérilité est un problème du couple, il intéresse l'homme et la femme d'où les responsabilités sont partagées.

L'objectif de cette étude était pour améliorer la compréhension de la stérilité masculine.

Le présent travail a porté sur 95 échantillons de sperme pour le spermogramme du 06/01/2010 au 18/01/2013 pour les patients consultés pour stérilité à HSLK.

La collecte de données s'est faite d'une fiche d'enquête pré établit, les données recherchées pour l'étude étaient recueillies dans les registres de spermogramme.

Les résultats obtenus s'est révélé pathologique dans 83,1 % et ces anomalies portent sur tous paramètres du spermogramme, le plus incriminé est l'infection.

Le spermogramme est un examen médical de première intention et capital pour l'investigation d'un couple stérile.

7. IMPACT DE LA SURVEILLANCE DU TRAVAIL ET DE MODALITES D'ACCOUCHEMENT DANS LA GESTION DU POST PARTUM A L'HOPITAL SAINT LUC DE KISANTU.

Par Faustine Inès NKODIA et MBUNGU MWIMBA Roger ; MD, PhD, 2013

Le post partum (PP) est une période sensible car plusieurs complications de la grossesse et de l'accouchement surviennent pendant cette période.

Plusieurs auteurs recommandent une surveillance particulière de la période du PP à cause du taux élevé des complications de tous ordres qui touchent surtout la mère. Sa gestion doit être la plus rigoureuse possible quant aux paramètres à surveiller jusqu'à la gestion même de la période.

Par ailleurs, l'HSLK étant un centre de référence regorge en son sein une moyenne de 917 accouchement par année, qui de surcuit au stade des complications dont la gestion pose problème.

Pour en évaluer l'ampleur nous avons initié cette étude sur l'impact de la surveillance du travail et de modalités d'accouchement dans la gestion du PP.

- Déterminer les paramètres surveillés de PP à l'HSLK
- Recenser les complications du PP à l'HSLK
- Déterminer les facteurs favorisants les complications du PP
- Déterminer et évaluer le traitement administré en PP.

C'est une étude transversale et descriptive menée dans le service de gynéco-obstétrique pendant la période allant du 1er janvier au 31 décembre 2012. Elle a porté sur un total de 373 accouchées dont l'âge moyen est de 27,6 ans avec les extrêmes de 14 à 48 ans issues des 940 accouchements.

Les caractéristiques sociodémographiques et clinique, les modalités d'accouchement, les paramètres de surveillance et les complications du PP ont été analysés.

Les données obtenues ont été analysées et interprétées en recourant aux statistiques descriptives.

La référence est le mode par excellence d'admission en salle d'accouchement à l'HSLK (44,5 %).

Les référées viennent en état de rupture des membranes (55,5 %) dont les accouchements pour la plupart se sont effectués dans un délai de 16 à 20 heures, et seraient par conséquent porteuses de plusieurs facteurs de risque et de complications rendant insuffisante la qualité de la PEC du travail.

Les seins du PP à l'HSLK est caractérisée par des complications surtout infectieuses et hémorragiques qui font suite aux nombreuses références des parturientes en état de complications médico-obstétricales venant des centres de santé périphériques. La surveillance du PP est optimale sur les signes vitaux et les seins, faible sur les paramètres gynécologiques du PP.

Nous recommandons une bonne gestion du personnel affecté à la gestion des femmes enceintes et des parturientes et une bonne surveillance des paramètres du PP.

8. PRONOSTIC FŒTAL DE L'ACCOUCHEMENT DU DEUXIEME JUMEAU — CAS DE L'HOPITAL SAINT LUC DE KINSANTU

Par : MADEDE BONGA bijoux et MBUNGU MWIMBA Roger ; MD, PhD, 2013

La grossesse gémellaire est le développement simultané de deux fœtus dans la cavité utérine. Il s'agit d'une situation à haut risque aussi bien pour l'évolution de la grossesse que pour l'accouchement en raison des complications maternelles qu'elle entraine et du taux de mortalité périnatale élevée.

Le travail d'accouchement de la grossesse gémellaire est caractérisé par les mauvaises contractions utérines, des vices de présentation, l'insertion basse du placenta et les risques d'hémorragie par atonie utérine. Ces accouchements sont à risque, avec une augmentation de la mortalité et de la morbidité qui frappe surtout le deuxième jumeau.

- Contribuer à l'amélioration de la prise en charge de l'accouchement du deuxième jumeau ;
- Déterminer la fréquence de l'accouchement gémellaire à l'hôpital saint Luc de kisantu ;
- Déterminer le délai entre l'accouchement du 1er et celui du 2eme jumeau ;
- Déterminer les complications fréquemment rencontrées dans l'accouchement du deuxième jumeau.

C'est une étude rétrospective et descriptive menée dans le service de Gynéco-Obstétrique de l'HSLK pendant la période allant du 1er janvier 2006 au 31 décembre 2010 et qui a analysé 91 accouchements gémellaires sur les 2700 accouchements pratiqués durant la période d'étude (soit 3,4 %).

Nous avons analysé l'âge de la mère, l'état civil, la profession, la parité, l'année de naissance, la voie d'accouchement du deuxième jumeau, le score d'APGAR, le sexe du nouveau-né, le poids néonatal, les complications maternelles et les complications néonatales.

Nous avons eu recours aux statistiques descriptives pour analyser nos données.

- La fréquence de l'accouchement gémellaire à l'hôpital saint Luc de Kisantu est de 3,4 % ;
- Les multipares mariées appartenant à la tranche d'âge comprise entre 30-33 ans étaient les plus concernées ;
- L'intervalle moyen de 30± 4 minutes sépare les naissances du 1er et du 2éme jumeau.
- La mortalité périnatale est plus élevée chez le deuxième jumeau (69,2 %).

9. HYSTEROSALPINGOGRAPHIE ET STERILITE FEMININE A L'HOPITAL SAINT LUC DE KISANTU

Par franklin NZUNGU NTABUKILA et MBUNGU MWIMBA Roger ; MD, 2013 PHP

La stérilité est un problème de santé publique qui affecte l'homme et la femme. Sa prévalence varie d'une région à une autre et son estimation est de 10 % dans le monde.

La prise en charge du couple stérile passe premièrement par la recherche de l'étiologie et dans cette démarche, plusieurs explorations sont réalisées chez l'homme et surtout chez la femme.

Dans ce bilan, l'HSG parait un examen incontournable par les informations qu'elle délivre sur la cause et le pronostic de la stérilité.

Cette place privilégiée de l'HSG dans la gestion de la stérilité fournie a motivé l'initiation de ce travail consacré à l'HSG dans le bilan de la stérilité féminine à l'HSL.

- Contribuer à l'amélioration de la PEC par une meilleure pratique de l'HSG et une bonne interprétation des résultats ;
- Déterminer les indications les plus fréquentes de l'HSG réalisées à l'HSLK ;
- Identifier les types de lésions les plus rencontrées ;
- Déterminer les lésions rencontrées en rapport avec le profil des femmes stériles.

Ce travail est une étude documentaire qui a porté sur 126 patientes qui ont consulté le service de gynécologie pour l'infertilité et réalisé l'HSG à l'HSLK pendant la période allant du 1 janvier 2008 au 31 décembre 2012.

Les paramètres sociodémographiques, les indications de l'HSG, le type de stérilité et les types de lésions ont été analyses.

Les données obtenus ont été analysées et interprétées en recourant aux statiques descriptives.

- Sur 126 patientes 96 ont présentés des lésions à l'HSLK soit 76,2 % ;
- L'indication la plus fréquente est le désir de conception soit 84,1 % ;
- Les obstructions tubaires ont été la lésion la plus rencontrée soit 57 % suivi des adhérences 17 % ;
- La trompe est la région anatomique la plus affectée ;

- Les lésions tubaires ont été rencontré chez les femmes âgées d'au moins de 30 ans tandis que les adhérences chez les femmes de moins de 25 ans.

10. ETIOLOGIES MICROBIENNES DES INFECTIONS DES INFECTIONS GENITO-URINAIRES CHEZ LES FEMMES ENCEINTES « A L'HOPITAL PROVINCIAL GENERAL DE REFERENCE DE KINSHASA »

Par : Natalie GAMBI DONA et TAKAISI KIKUNI ; MD, PhD, 2003

La présente étude a été réalisée à l'hôpital provincial général de référence de Kinshasa. Il s'agit d'une étude descriptive transversale portant sur les étiologies microbiennes des infections génito-urinaires des femmes enceintes

La population de l'étude a été constituée de 51 gestantes volontaires qui ont été recrutées lors des consultations prénatales sur une période allant du 1er novembre au 20 décembre 2004. Sur cette population de 51 gestantes, 42 (82,4 %) avaient présenté une infection génito–urinaire : infection urinaire et génitales (17,65 %) et urinaires (17,65 %).

L'examen bactériologique des échantillons des secrétions vaginales et d'urines a révélé une prédominante des bacilles à gram négatif sur les coques à gram positif : Escherichia coli a été le plus isolé, suivi de staphylococcus et d'autres bacilles à gram négatif. Très peu de cas de candidose ont été observés.

La plupart des cas d'infections génito-urinaires ont été observés chez les gestantes multipares (42,9 %) et nullipares (33,3 %), âgées de 22 à 32 ans (71,4 %), mariées monogames 31 %) ou cohabitant en union libre avec un homme (14,3 %) et dont l'âge de la grossesse était situé entre 25 et 34 semaines d'aménorrhée (42,24 %).

11. ASPECTS EPIDEMIOLOGIQUES ET CLINIQUES DES MYOMES UTERINS AU CENTRE HOSPITALIER DE KAPELA

Par : Rose LUSIKILA NZUMBA et YANGA KIDIAMENE Yvon ; MD, PhD, 2008

Une étude descriptive des myomes a été menée au Centre Hospitalier de Kapela, 288 patients ayant consultés au service de Gynécologie Obstétrique de janvier 2004 à décembre 2006.

Ce travail avait comme objectif de :

- Dénombrer les malades opérées pour myomes au CHK ;
- Déterminer les symptômes présentés par les patientes à l'admission ;
- Déterminer le type d'examens paracliniques réalisés ;
- Déterminer le type d'interventions chirurgicales pratiquées selon l'âge, l'état — civil et la parité.

Au terme de notre étude, nous dégageons ce qui suit :

- La fréquence des myomes utérins au Centre Hospitalier de Kapela est de 54,4 %.
- Trente à 40 ans c'est la tranche d'âge la plus touchée avec une fréquence de 66,3 %.
- Les femmes nullipares étaient les plus touchée par les myomes soit 62,2 %.
- Les femmes mariées étaient les plus nombreuses à être opérées de myomes au CHK (73,3 %).
- La stérilité et le trouble des règles étaient les plaintes principales à l'admission.
- La cœlioscopie et l'échographie pelvienne étaient les investigations para clinique les plus pratiques.
- La myomectomie était pratiquée chez les femmes avec désire de conception tandis que l'hystérectomie pour celle qui n'en voulais pas où. Qui l'avait accepté comme traitement de choix.

- La connaissance des manifestations cliniques de myomes utérines par la population aiderait les femmes à consulter précocement avant toute complication.

12. GRAVIDO-PUERPERALITE DES ADOLESCENTES DE 13 A 17 ANS A L'HOPITAL PROVINCIAL GENERAL DE REFERENCE DE KINSHASA

Par André MUZEMBO BASILUA et MBANZULU PITA ; MD, PHD, 2004

La grossesse et la maternité chez les adolescentes demeurent un problème préoccupant. C'est un phénomène intimement associé au rajeunissement de la pauvreté auquel nous assistons dans notre société.

Une étude descriptive transversale de 6 mois allant du 1er janvier au 30 juin 2004 a été réalisée à l'Hôpital provincial général de référence de Kinshasa (HPGRK). Elle a concerné les adolescentes de 13 à 17 ans admise pour accouchement dans cet hôpital pendant la période d'études.

Elle a eu pour objectif général de contribuer à l'amélioration de la santé de l'adolescente tandis que les objectifs spécifiques étaient :

Déterminer la fréquence de cette maternité précoce à l'hôpital provincial général de référence de Kinshasa

- Décrire le profil épidémiologique de ces mères adolescentes ;
- Déterminer les causes qui auraient favorisé cette maternité ;
- Répertorier les risque maternels et du fœtus à naître.

Nous avions enregistré 786 accouchements parmi lesquels on dénombrait 76 adolescentes, soit une fréquence de 9,7 %.

Elles avaient un âge moyen de 16,4 ans et étaient célibataires dans 84,2 % de cas ; primipares dans 93 % de cas ; ménagères et sans occupations dans 54 % de cas ; de niveau socio-économique bas dans 17 % de cas.

Elles étaient admises après une évacuation sanitaire dans 78,9 % des cas.

13. ASPECTS CLINIQUES ET EPIDEMIOLOGIQUES DE LA GROSSESSE EXTRA-UTERINE ROMPUE A L'HOPITAL SAINT LUC DE KISANTU

PAR LUAMBA BAFUANGA et MBANZULU PITA ; MD, PHD, 2003

La fréquence élevée de cas de GEU observée à l'Hôpital Saint Luc de Kisantu parmi les femmes reçues en urgence gynécologique nous a poussés à :

- Déterminer la fréquence de GEU à l'Hôpital Saint Luc de Kisantu ;
- Déterminer le profil épidémiologique des patiences ;
- Déterminer la localisation tubaire de la GEU ;
- Déterminer les facteurs favorisant la GEU.

Pour répondre à ces préoccupations, nous avons mené une étude descriptive transversale de 2ans portant sur 30 patientes souffrant de GEU dans une série de 1.115 consultations gynécologiques.

A l'issue de cette étude, nous avons relève les faits suivants :

- La fréquence de GEU est de 1,69 avec une moyenne d'âge de patientes de 32 ans ;
- Les femmes mariées sont plus frappées par GEU pour 80 % des cas que les célibataires ;

- Les multipares et les primipares ont été atteintes par les GEU respectivement dans 50 et 33,33 % des cas ;
- La localisation ampullaire est de loin la plus fréquente de GEU tubaire pour 63,33 % que les autres localisations (isthmique, interstitielle) ;
- Les avortements (IST) ont été les facteurs favorisants fréquemment rencontrés respectivement pour 20 et 10 % des cas.

14. PLACE DE L'ALLAITEMENT MATERNEL EN MILIEU URBANO-RURAL DE LA ZONE DE SANTE DE KISANTU

PAR NOEL DODO LUSUNGU BUABUA MALANDA et BRUNO PAUL TADY MUYALA BEMPUI ; MD, PHD, 2003

L'allaitement maternel est un mode d'alimentation naturel et idéal pour les nouveau-nés et les nourrissons car il protège ces derniers contre la malnutrition, les maladies diarrhéiques et les maladies infectieuses.

Selon la déclaration conjointe de l'OMS et l'UNICEF : la prévalence et la durée de l'allaitement maternel ont diminué dans de nombreuses régions du monde.

En R.D.C l'allaitement exclusif au sein durant les trois premiers mois de vie des nourrissons tend à la baisse (32 % en 1985 et 29 % en 2001)

L'absence des données et de politique d'encouragement de ce mode d'alimentation des nourrissons nous a poussé d'entreprendre une étude en vue d'évaluer les pratiques courantes de l'allaitement maternel des mères de ce milieu et déterminer l'incidence de morbidité chez les nourrissons de moins de sept mois exclusivement nourris au sein.

Nous avons réalisé une étude descriptive transversale multicentrique.

Nous avons interviewé, au cours des CPS dans les CS pilotes des aires de santé urbano-rurales, de façon aléatoire 600 mères résidant ce milieu et ayant un enfant de moins de 36 mois révolus.

Nous avons procédé aux analyses descriptives de base à l'aide de distribution de fréquence et de Khi-Carré ; de calcul de moyenne arithmétique et d'écart-type.

Les résultats ont été représentés sous forme des tableaux.

Au terme de cette étude, nous avons tirés les conclusions ci — après :

- La prévalence (99 % à 6 mois et 95 % à 12 mois) et la durée (17 mois) de l'allaitement maternel sont relativement élevées dans notre milieu d'étude ;
- La prévalence de l'allaitement exclusif au sein diminue rapidement avec l'âge (87 % à 1 mois et 1 % à 6 mois) et son incidence est basse dans les premières heures post-natales (58 %)
- Le corps médical et les mamans (de la famille et / ou du quartier) sont les principales sources de conseils sur l'alimentation des nourrissons ;
- Les nourrissons soumis à un régime mixte (allaitement complété) ou à une alimentation artificielle courent le risque très élevé de morbidité, (40,6).

15. ASPECTS EPIDEMIOLOGIQUES, CLINIQUES ET THERAPEUTIQUES DE LA GROSSESSE EXTRA-UTERINE A L'HOPITAL PROVINCIAL GENERAL DE REFERENCE DE KINSHASA

Par Sylvie PIDI KIA NSAMBU et MBANAZULU PITA N ; MD, PhD, 2010

La GUE à l'HPGR de Kinshasa se recrute au stade de complication. Son traitement chirurgical est mutilant.

Cette étude a comme objectifs général de contribuer à la réduction du taux des GEU ainsi que leurs complications.

Comme objectifs spécifiques :

- Déterminer la fréquence de la GEU à l'HPGR de Kinshasa ;
- Préciser à partir des facteurs étiopathogéniques de la GEU, l'identité des femmes exposées à cette pathologie ;
- Préciser les moyens diagnostics les plus utilisés dans la GEU ;
- Analyser le traitement infligé aux patientes souffrant de GEU.

L'étude documentaire descriptive réalisée à l'HPGR de Kinshasa de janvier 2007 à décembre 2009 a porté sur 94 dossiers de GEU.

Les variables : épidémiologies, cliniques et thérapeutiques de la GEU ont focalisé notre intérêt.

La fréquence de la GEU par rapport au nombre d'accouchements 6,78 % par rapport au nombre d'interventions majeures pratiquées : 5,98 %.

La GEU occupe la 2ème place parmi les interventions majeures.

L'âge moyen des patients 29 ±11 ans, les femmes âgées de 22 à 33 ans étaient plus exposées.

Environ 82 % des patients traitées pour GEU étaient transférées.

L'avortement et l'appendicectomie étaient les causes fréquemment retrouvés.

Le diagnostic de GEU a été posé surtout par la ponction abdominale, par l'échographie et par la ponction du Douglas.

Près de 96 % des GEU étaient tubaires, seulement 4 abdominales.

Toutes les grosses tubaires étaient traitées par la chirurgie (salpingectomie). Les complications post-opératoires étaient rares et la mortalité était nulle.

La GEU est une pathologie fréquente. Fait la GEU une jeune femme en pleine activité génitale aux antécédents gynécologiques et chirurgicaux chargés.

Le diagnostic de la GEU améliore sa prise en charge et évite les complications.

L'éducation sanitaire a un rôle capital pour la prévention de la GEU.

16. ETUDE PRELIMINAIRE SUR L'UTILISATION DES METHODES CONTRACEPTIVES DANS QUATRE CENTRES DE SANTE DE A ZONE DE SANTE RURALE DE KISANTU

PAR MATONDO KINATA et LUTUTALA MUMPASI ; MD, PhD, 2002

Dans le souci d'augmenter le taux de prévalence contraceptive dans la Zone de santé Rurale de Kisantu en général et dans la cité de Kisantu en particulier, afin de prévenir la survenue de nombreuses grossesses non désirées source de plusieurs complications liées à la grossesse et à l'accouchement, une enquête transversale descriptive a été menée auprès des femmes.

Quatre cents de santé de la Zone de Santé Rurale de Kisantu ont constitué les milieux d'enquêtes. Cinquante femmes par Centre de Santé ont été choisies de façon aléatoire et soumises au questionnaire portant sur les caractéristiques socio-démographiques, les antécédents gynéco-obstétricaux, les connaissances, attitudes et pratiques des méthodes contraceptives et enfin les raisons d'utilisation et e rejet des méthodes contraceptives.

Sur un échantillon de 200 femmes mariées ou non, nous avons obtenu les résultats suivants : l'âge moyen est de 26,5± 6,3 ans avec des extrêmes de 15 et 44 ans. Onze pour cent et demie des femmes enquêtées (11,5 %) étaient des adolescentes. Notre échantillon est donc jeune, c'est-à-dire constitué des femmes jeunes.

Au plan religieux, les femmes enquêtées sont soit catholiques, soit protestantes, soit de l'église de réveil, soit kimbanguistes et enfin, soit de l'église traditionnelle.

Au plan professionnel, la plupart des femmes sont des ménagères (79 %), les fonctionnaires et le groupe formé d'élèves et étudiantes se sont présentés dans une proportion similaire avec 10,5 %.

La plupart de femmes sont mariés avec une moyenne de 2,6 enfants par femmes.

Mais elles souhaitent avoir en moyenne 6,5 enfants. Leur niveau d'instruction est plus ou moins élevé car les 3/4 des femmes ont fait l'école secondaire

Le niveau de connaissance des méthodes contraceptives est élevé car les données de notre étude indiquent que plus de 88,5 % des femmes enquêtées ont une connaissance d'au moins une méthode contraceptive.

Concernant leur opinion sur la contraception, seulement 37 % ont approuvé la contraception tandis que 45,5 % n'ont pas d'opinion claire et que 17,5 % désapprouvent complètement la pratique contraceptive.

S'agissant de l'utilisation, seulement 5 % des femmes utilisent toujours une méthode contraceptive tandis que 81 % utilisent de temps en temps une méthode contraceptive et enfin 13,5 % n'utilisent aucune méthode contraceptive.

En ce qui concerne l'utilisation proprement dite des méthodes contraceptives, elle est de 48,3 % d'une façon cumulée. C'est-à-dire toutes les méthodes confondues. Analysant les méthodes spécifiques, ce sont les méthodes naturelles qui sont les plus utilisées avec une moyenne de 42,7 %. Le condom masculin est utilisé par 16 % des femmes et 6,5 % pour toutes les autres méthodes (pilule, stérilet, dépo provéra).

L'acceptabilité des méthodes contraceptives dépend de plusieurs facteurs notamment l'âge, l'état matrimonial, le niveau d'instruction, l'activité professionnelle, la religion et la parité. L'analyse de tous ces facteurs plaide en faveur de la contraception naturelle. Mais des différences s'observent avec l'usage du condom masculin.

Le condom masculin est utilisé par les élèves et étudiants et donc par les adolescents mais aussi par les célibataires et par le groupe constitué de veuves et divorcées. Ensuite, il est utilisé au fur et à mesure que le niveau d'instruction augmente. Par contre, le condom masculin est moins utilisé par les femmes de toutes les religions. Aussi, son utilisation diminue au fur et à mesure que la parité augmente.

Reconnaissant pour la plupart les bienfaits des services de la planification familiale, les femmes paraissent tant enclines à encourager l'utilisation des méthodes contraceptives que réticentes.

Elles ont évoqué plusieurs raisons pour expliquer leur réticence. Il s'agit essentiellement des raisons d'ordre religieux, moral, de crainte des effets secondaires sans oublier le manque d'information.

Toutes ces raisons sont les mêmes quelles que soient les caractéristiques socio démographiques.

Ainsi pour augmenter la prévalence contraceptive, il faut intensifier la communication entre les utilisateurs et les prestataires de service de planification familiale et aussi la diversification des méthodes de contraception.

17. DE LA FEMME ENCEINTE REFEREE A L'HOPITAL GENERAL DE KINSHASA

Par LUSAMESO BAZIKA Papy et MBANZULU PITA ; MD, PhD, 2002

La grossesse et l'accouchement ont toujours fait courir à la femme un risque mortel. Le taux de décès maternel est plus élevé dans les pays en voie de développement. La plupart de décès se rencontre chez les évacuées sanitaires. Nous avons évalué l'issue des femmes enceintes évacuées des centres de santé-maternité périphériques vers la maternité de référence.

Il s'agit d'une étude prospective descriptive portant sur 93 femmes enceintes référées à l'Hôpital Général de Kinshasa, du 15 juillet au 15 décembre 2002 soit une période de 5mois.

Les paramètres étudiés étaient les caractéristiques socio-démographiques, les circonstances de l'évacuation et la terminaison de l'accouchement. L'exploitation statistique faisait appel au calcul des moyennes et écart-types.

L'âge moyen des femmes enceintes, primipares pour la plupart, était de 28 ans. La majorité des conjoints ou tuteurs était sans emploi dans 63,4 %.

Ces femmes venaient des centres de santé distants de plus ou moins 5 km de la Maternité de Référence.

Les principaux motifs de transfert étaient la disproportion fœto-pelvienne dans 19,4 %. La toxémie gravidique dans 16,1 %, les hémorragies dans 10,7 % et la rupture prématurée des membranes dans 9,6 %. Ces diagnostics étaient confirmés à la maternité de référence dans 80,6 %.

Le transport des évacuées était assuré principalement par le transport en commun (taxi-bus) dans 76,3 % et il durait en moyenne 2 heures.

Près de 58,1 % des femmes avaient bénéficié d'une césarienne et dans un cas sur deux, cette dernière était greffée des complications infectieuses. Le temps moyen d'attente de la césarienne était de 7 heures.

Deux tiers des nouveaux-nés avaient un score d'Apgar inférieur à 7/10 à la première minute. Trois décès maternels soit 3,1 % étaient enregistrés dans cette série, tous imputables aux hémorragies et à la toxémie gravidique.

Cette étude est un indicateur du niveau socio-sanitaire de la femme enceinte de notre milieu, qui du reste est mauvais. L'amélioration de cette situation dépend de l'engagement effectif de l » Etat et de la communauté dans la lutte contre la mortalité maternelle.

18. PROFIL EPIDEMIOLOGIQUE DES FEMMES ENCEINTES REFEREES « CAS DE L'HOPITAL SAINT LUC DE KISANTU »

Par KUYEKUDILA MAKIMA Blaise et KYOMBO MBELA ; MD, PhD, 2009

La présente recherche rapporte le profil épidémiologique des femmes enceintes référées à l'hôpital saint luc de kisantu sur une période de 6 mois allant du 1er janvier au 30 juin 2009. Pour y parvenir elle a eu, au plan méthodologique revu les dossiers de 163 femmes enceintes référées vers cet hôpital.

Les données relatives ont été fournies par les registres de consultations prénatales, les partogrammes, les protocoles opératoires, les protocoles anesthésiques, la lettre de référence et la fiche d'hospitalisation.

Les résultats de cette étude montrent que la référence des femmes enceintes constitue un problème sérieux. La plupart de femmes enceintes ont été référées en retard (56,4 %) parce que le diagnostic a été posé en retard et la prise en charge a eu lieu en retard. Ce qui a fait payer aux femmes enceintes et aux enfants à naitre une lourde tribu.

Mots clés : épidémiologie, femmes enceintes, référence, hôpital saint Luc de Kisantu.

19. IMPACT DU MILIEU DANS LA SURVENUE DE LA MENARCHE

PAR Eulalie NKENGI LUSEKI et YANGA Yvon ; MD, PhD, 2008

Le présent travail a pour objectif d'analyser les variations de l'âge de la ménarche en association avec les caractéristiques socio-économiques.

Une enquête transversale descriptive et analytique sur l'impact du milieu dans la survenue de la ménarche a été entreprise en avril 2010 auprès de 500 filles congolaises scolarisées des milieux ruraux et semi-ruraux dans la province du bas-Congo.

L'enquête nous révèle que :

L'âge de la ménarche pour le milieu semi — rural est de 13 ans et de 14 ans pour le milieu rural avec une moyenne de 13,3 ans ;

- La connaissance sur le phénomène de la ménarche pour les filles avant sa survenue est mieux connue dans le milieu semi-rural soit 44,1 % que dans le milieu rural soit 18,8 % ;
- Les renseignements sur la ménarche ont été fournis plus par des amis 58 % pour les filles du milieu semi-rural contre 25 % pour le milieu contre 23 % pour le milieu rural ;
- Le niveau d'instruction de parents ont de l'impact sur la survenue de la ménarche ;

- La ménarche constitue un phénomène naturel pour les filles du milieu semi-rural et une angoisse pour celles du milieu rural
- La douleur des règles est supportée par les filles du milieu semi-rural que par celles du milieu rural.

Ces résultats indiquent l'importance de la connaissance de la ménarche par les filles avant sa survenue c'est-à-dire avant 13 ans afin de les préparer pour affronter ce phénomène avec quiétude.

20. PREVALENCE DE LA MACROSOMIE FŒTALE A L'HOPITAL SAINT LUC DE KISANTU

PAR MAYINGA MBAMBU H. et MBUNGU MWIMBA

La prévalence du diabète sucré est en augmentation dans les pays en développement. La femme est particulièrement concernée et ceci impose un dépistage et une surveillance pour les cas avérés. La macrosomie fœtale est l'un des facteurs reconnus au développement du diabète au cours de la grossesse. La connaissance de la prévalence de la macrosomie dans un milieu donné peut orienter le dépistage chez la femme et lutter contre la morbidité et la mortalité fœtale. C'est dans ce cadre que nous avons mené cette étude consacrée à la prévalence de la macrosomie fœtale à l'Hôpital Saint Luc de Kisantu (HSLK).

Objectifs :

- Déterminer la prévalence de la macrosomie fœtale à l'HSLK ;
- Déterminer le profil des femmes qui donnent naissance aux enfants macrosomes ;
- Déterminer les complications fœto-maternelles ;
- Evaluer la prise en charge.

Matériel et méthodes :

C'est une étude rétrospective descriptive dans le service de gynéco-obstértrique de l'HSLK pendant la période allant du 1er janvier au 31 décembre 2010. Elle a porté un total de 2335 accouchements à terme dont 93 cas de macrosomie. Les données ont été analysées et interprétées en recourant aux statistiques.

Conclusion

- La prévalence de la macrosomie à l'HSLK est de 3,98 %
- Ce sont plus les multipares et les femmes ayant les antécédents de gros enfants qui donnent naissance aux macrosomes ;
- Les complications fœtales ont été dominées par la mort néonatale et la dystocie des épaules et les complications maternelles par l'hémorragie de délivrance ;
- La prise en charge est meilleure si la femme se présente à temps à l'hôpital.

21. ENQUETE SUR LA PRATIQUE CONTRACEPTIVE CHEZ LES FEMMES DU QUARTIER KIMBONDO/INKISI

Par Erick NKIERI NJEY E., MBUNGU MWIMBA

La connaissance et la pratique des méthodes contraceptives restent des sujets de préoccupation dans le domaine de la santé publique au regard des taux élevés de la mortalité maternelle et des avortements provoqués. L'OMS recommande la vulgarisation de ces méthodes à travers des campagnes d'information. C'est dans ce cadre que cette étude sur la connaissance et la pratique des méthodes contraceptives à Kisantu a été initiée et menée.

Objectifs

- Déterminer les méthodes réellement utilisées par les couples de Kisantu ;
- Evaluer leur connaissance sur les méthodes contraceptives classiques ;
- Récolter les opinions sur ces méthodes.

Matériel et Méthodes

C'est une étude prospective et transversale menée du 1er d'octobre 2010 au 30 mars 2011 sur 349 femmes habitant le quartier Kimbondo de la cité de Kintanu/Inkisi dans la province du Bas-Congo dans le sud-ouest de la République Démocratique du Congo. Les femmes sélectionnées ont répondu à un questionnaire et les données obtenues ont été interprétées en recourant aux statistiques descriptives.

Conclusions

- La contraception se pratique à Kisantu ;
- L'abstinence périodique, le préservatif masculin et la pilule sont les méthodes réellement utilisées par les couples de Kisantu ;
- La connaissance sur les méthodes contraceptives classiques est évaluée à 96,6 %.

TROISIEME PARTIE : ABSTRACTS DANS LE DOMAINE DE LA MÉDECINE INTERNE

22. ETUDE EPIDEMIO-CLINIQUE DE L'INSUFFISSANCE CARDIAQUE DANS LE MILIEU URBAIN « CAS DE L'HOPITAL DE L'AMITIE SINO CONGOLAISE »

Par MABUAKA KUEDIATUKA Guyssard et KINTOKI ; MD, PhD, 2012

L'objectif de la présente étude était de décrire l'épidémiologie et la clinique de l'insuffisance cardiaque en en pratique libérale de cardiologue de ville.

Ce travail documentaire a analysé de manière rétrospective les dossiers médicaux des patients admis de façon consécutive pour l'insuffisance cardiaque gauche, droite et globale entre le 20 Aout 2009 et le 12 décembre 2012. L'hôpital de l'Amitié Sino Congolaise de N'djili, a servi de cadre à cette étude.

Au total 105 patients dont 70 hommes et 35 femmes, ont été analysés. Parmi ces patients, 24 % avaient l'âge avancé (≥ 71 ans). L'étiologie était dominée par l'hypertension artérielle estimée à 76,2 % contre la cardiomyopathie dilatée ischémique estimée à 23,8 %. La dysfonction systolique et la dysfonction diastolique étaient respectivement plus prévalences chez les femmes que chez les hommes. Au cours de l'évolution, 33,3 % des patients étaient décédés. Les facteurs de risque de décès de ces patients avec insuffisances cardiaque étaient la plus grande taille, la fréquence cardiaque élevée, les employés salariés, la toux, les bêtabloquants, les anticoagulants, antiagrégants plaquettaires, le dérivé nitré, inhibiteurs de l'enzyme de conversion et la digoxine.

L'insuffisance cardiaque est un réel problème de santé publique en pratique libérale de cardiologie dans le milieu urbain (Kinshasa/N'djili).

23. PROFIL EPIDEMIOLOGIQUE DES PERICARDITES TUBERCULEUSES EN MILIEU HOSPITALIER. CAS DE L'HOPITAL SAINT LUC DE KISANTU

Par FUANGU NIMI Marthe et LUTETE KELANI ; MD, PhD, 2012

La tuberculose constitue toujours un problème de santé publique. Sa localisation péricardique reste fréquente. L'objectif de cette étude rétrospective descriptive était de décrire les caractéristiques cliniques et évolutives des cas de péricardites tuberculeuses dans le service de cardiologie de l'hôpital saint Luc de Kisantu.

Nous avons mené une étude rétrospective des cas de péricardite tuberculeuse colligés en quatre ans à partir des dossiers en registre dans le service de cardiologie de l'hôpital saint Luc de Kisantu de janvier 2009 à décembre 2012.

De janvier 2009 à décembre 2012, parmi 605 hospitalisations dans le service de cardiologie, une péricardite tuberculeuse a été diagnostiquée chez 60 patients âgés de 17 à 80 ans. L'âge moyen était de 48±30 ans avec un sexe ratio de un. Cinquante-six pourcent des patients avaient moins de 40 ans. Une notion de contage tuberculeux a été retrouvée chez cinq patients. Dix — sept patients présentaient une tuberculose pulmonaire à baccilosopie.

L'insuffisance cardiaque était constante chez sept patients. Tous ont présenté une tamponnade à l'admission ayant nécessité une ponction péricardique d'urgence. Neuf patients avaient une sérologie VIH positive. L'échocardiographie a été importante pour le diagnostic positif et dans la prise en charge. L'évolution sous traitement antituberculeux a été bonne chez trente-deux patients à la fin de la première phase du traitement antituberculeux.

Dix-neuf cas de décès ont cependant été enregistrés.

Les péricardites tuberculeuses sont fréquentes en RDC. Elles touchent surtout les sujets jeunes et un intérêt particulier devrait être accordé au dépistage et au traitement précoce des cas.

24. MANIFESTATIONS CUTANEOMUQUEUSES CHEZ LES PERSONNES VIVANT AVEC LE VIH/SIDA : CAS DE L'HOPITAL GENERAL DE REFERENCE IME/KIMPESE

Par BAMBA KAKUTALUA John et BANGA BIAU KANDA Théophile ; MD, PhD, 2013

L'objectif de cette étude est d'évaluer la fréquence des dermatoses liées à l'infection VIH chez le PVV en milieu hospitalier de kimpese.

Une étude descriptives documentaire a été menée sur les dossiers des PVV suivis dans les différentes services de l'hôpital général de références IME/Kimpese du 01 février 2012 au janvier 2013.

Données collectées : âge, sexe, statut matrimonial, clinique et thérapeutique dans tous les dossiers des patients éligibles et examinés par un dermatologue avant et après la mise sous traitement antirétroviral ont été revus.

Toute lésion évolutive ou cicatricielle de la peau ou des muqueuses a été retenue.

Dans notre étude, 55 PVV ayant des manifestations cutanéo-muqueuses ont été incluses. La tranche d'âge de 35 à 44 ans été prédominante (29,1 %) avec un sexe ratio (H/F) de 1,6. 40,0 % des PVV étaient des mariés ; 34,5 % étaient célibataires. La fièvre était la principale plainte de nos patients

(30,0 %). La vésicule était la lésion élémentaire la plus retrouvée (59,8 %). La mycose superficielle (30,0 %) ; gale (19,0 %) ; l'herpès labial (17,4 %) ; le zona (14,2 %) étaient les affections les plus rencontrées. 35,5 % des dermatoses étaient de localisation abdominale. 41,2 % des PVV étaient sous neviramine. 78,2 % des dermatoses diagnostiqués ont bien évolué sous traitement.

Les manifestations dermatologiques ont un intérêt à la fois diagnostic et pronostic. La mycose superficielle semble être un bon marqueur d'une immunodépression avancée.

Mots clés : infection par VIH, manifestations cutanéo-muqueuses.

25. ETUDE SUR LES COMPLICATIONS ET MORTALITE ATTRIBUABLE A L'HYPERTENSION ARTERIELLE A L'HOPITAL GENERAL DE KINSHASA

Par NGANGA NSUANGA et LONGO MBENZA B, MD, PhD, 2013

L'objectif de la présente étude vise à déterminer l'ampleur de l'hypertension artérielle et de ses complications à l'hôpital général de Kinshasa (HGK). La présente étude de suivi a été réalisée entre le 1 novembre 2003 et le 1 janvier 2004.

Il s'agissait de la série consécutive de tous les patients (échantillon exhaustif non randomisé) hospitalisé au service des soins intensifs du département de médecine interne de l'hôpital général de Kinshasa. 110 patients dont 70 hommes (63,6 %) et 40 femmes (36,4 %) avec un sexe ratio hommes : 1 femme, ont constitué la population d'études.

L'âge moyen était 44,5 ±17,8 ans (extrême 16 ans et 83 ans) et l'âge de 25-34 ans était le plus représenté. L'issue vitale des patients était définie par 1,8 % des transférés, 42,7 % des sortis survivants et 55,5 % des décédés. Les anomalies constatées à l'examen physique relèvent 38,2 % des cas d'HTA et 377 % de décès survenus attribuables aux maladies cardiovasculaires liées à l'HTA.

L'impact de l'HTA sur la mortalité est bien souligné. L'HTA (facteur de risque nocif RR=1,6 IC 95 % 1,1-2,2 ; P<0,01) et la PAD à haut risque (facteur de risque nocif : RR=1,5 IC 95 % 1,1-2 ; P<0,005) montraient une association significative avec la survenues des décès.

Les données de la présente d'étude expliquent l'émergence des maladies cardiovasculaire dont l'HTA aussi bien en Afrique Sub-saharienne en général qu'en RDC en particulier. Elles exigent des stratégies urgentes de prévention et de contrôle de l'HTA

26. PROFIL EPIDEMIO-CLINIQUE DES HEPATITES EN CONSULTATION PRIVEE. CAS DE LOMO MEDICAL/ KINSHASA

Par Charlotte PHEMBA NGIEMBO et MBENDI Charles ; MD, PhD, 2008

Les hépatites font partie des premières maladies infectieuses d'origine virale. Elles constituent un réel problème de santé publique dans la mesure où l'hépatite B est cent fois plus contagieuse que le virus du SIDA et l'hépatite C, qualifiée d'une épidémie silencieuse, est caractérisée par une chronicité élevée.

- Nous nous sommes évertué de faire une étude épidémio-clinique des hépatites B et C chez des patients en consultation privée à la polyclinique « LOMO MEDICAL » à Kinshasa.

- Nous avons donc mené une étude rétrospective documentaire pendant une période de 3 ans, soit du 1er juillet 2006 au 2009, basée sur tous les maladies en consultation dont la sérologie avait révélé la présence d'une ou de plusieurs marqueurs viraux des hépatites B ou C.

Nous avons obtenu les résultats suivants :

- Sur 1715 patients venus en consultation 60, soit 3,49 %, avaient l'hépatite B ou C. sur ces 60 hépatants, il y a eu une prédominance de l'hépatite B (87 %) sur l'hépatite C (17 %).
- Les patients plus atteints avaient un âge supérieur à 40 ans et 35 % d'entre eux étaient asymptomatiques.
- Le sexe ratio était de 1,2 % en faveur des hommes. Les hommes étaient 4 fois plus affectés par l'hépatite C que les femmes.
- Les patients avec l'hépatite B étaient moins agés, leurs CRP et albumine étaient élevés tandis que leur amylase était basse par rapport aux patients avec l'hépatite C.
- L'asthénie physique, la douleur à l'hypochondre droit et à l'épigastre étaient les plaintes les plus fréquentes. L'hypertension artérielle était le signe le plus fréquent suivi de la tachycardie et de l'hépatomégalie.
- Tout bien pesé, nous pouvons dire sans craindre que les hépatites virales constituent présentement un véritable problème de santé publique. A ce titre, elles doivent attirer l'attention tant des autorités politico-administratives, médico-sanitaires que de la population elle-même. Tous conjugueront les efforts pour prévenir la contamination et pour une meilleure prise en charge des hépatites.

27. INDICATEURS DE L'ATTEINTE RENALE ET FACTEURS DE RISQUE DE NEPHROPATHIE OUVERTE DANS LE DIABETE SUCRE EN MILIEU RURAL. CAS DE L'HOPITAL GENERAL DE REFERENCE SAINT LUC DE KISANTU/BAS- CONGO

Par Chantal ZINGA VUVU et NSEKA MANGANI, MD, PhD, 2004

La néphropathie diabétique n'a jamais fait l'objet d'une étude chez les patients diabétiques de Kisantu, bien que beaucoup d'entre eux arrivent à l'HSLK au stade des complications, notamment l'insuffisance rénale chronique dont la prise en charge adéquate reste financièrement inaccessible à la population à cause de son niveau de pauvre et le coût très élevé des soins spécialisés. Cette situation a constitué la grande motivation pour la réalisation de ce travail.

Comme objectif général fixé, c'est de contribuer à une meilleure connaissance de la néphropathie diabétique en milieu rural ; et comme objectifs spécifiques : définir la fréquence des indicateurs de l'atteinte rénale et de la fonction rénale dans le diabète, déterminer les facteurs de risque d'atteinte rénale dans le diabète sucré.

Le présent travail est une étude analyse transversale ayant porté sur 110 diabétiques admis à l'hôpital saint Luc de Kisantu du 30/06 au 30/09/2004. Comme variables d'intérêt de l'étude, on a retenu : TA, poids, taille, âge du patient, âge du diabète, sexe, la protéinurie (déterminée sur une collection d'urines de 24 heures par la méthode à l'acide sulfosalicylique), la Ccr (calculée selon la formule Cockcroft et Gault), la glycémie (déterminée avec les bandelettes réactives faute du dosage de l'Hb glyquée), et le FO. Nous avons utilisé le logiciel Epi info 6 pour l'analyse de données.

28. EVALUATION DE LA FILTRATION GLOMERULAIRE DANS L'HYPERTENSION ARTERIELLE ET LE DIABETIQUE SUCRE A LA CLINIQUE LOMO MEDICAL ET A L'HOPITAL GENERAL DE KINSHASA

Par KOKELA KINTOMBA et LONGO MBENZA MD, Ph, 2004

Les complications rénales constituent des principales causes de morbidité et de mortalité chez les patients diabétiques et chez ceux souffrant de l'HTA dans les pays industrialisés.

En effet, il peut s'observer une modification de la filtration glomérulaire au cours de l'évolution du diabète sucré et de l'HTA. Mais cependant, tous ces patients n'évolueront pas toujours vers une néphropathie. Dans les pays développés, le dosage de la microalbuminurie reste l'élément le plus déterminant pour prédire l'évolution vers une néphropathie clinique ; méthode rarement utilisée dans nos pays en développement. D'où la clairance de la créatinine selon la formule de Cockroft a été retenue pour l'évaluation de la fonction rénale.

La présente étude descriptive et transversale menée à LOMO MEDICAL et l'HPGRK entre 2000 et 2003, visait à étudier les variations de la FG et ses déterminants en milieu hospitalier de Kinshasa. Au total 533 patients ont été inclus dans cette étude, il en ressort que :

- L'HFG et l'IRC sont plus caractéristiques de l'atteinte rénale du patient diabétique ;
- L'HTA non contrôlée et le contrôle glycémique non optimal sont des facteurs de risque de l'IRC ;
- L'évaluation de la fonction rénale des patients diabétiques, hypertendus et hypertendus diabétiques devrait se baser tant sur la clairance de la créatinine que sur la créatininémie.

29. LES ACCIDENTS VASCULAIRES A L'HÖPITAL SAINT LUC DE KISANTU. EL NINO, SAISONS, GUERRE ET PNEUMONIE

Par Magloire MPEMBI NKOSI et LONGO MBENZA MD, PhD, 2004

Contexte

L'Organisation mondiale de la santé (OMS) définit l'Accident vasculaire cérébral (AVC) comme le développement rapide des signes cliniques localisés ou globaux de dysfonctionnement cérébral avec des symptômes durant plus de 24 heures, pouvant conduire à la mort sans autre cause apparente qu'une origine vasculaire. En terme de santé publique, l'AVC constitue un défi sanitaire mondial aussi bien pour les pays développés que pour les pays en voie de développement. A notre connaissance, aucune étude relative à l'AVC n'a encore été publiée chez les patients vivants en milieu rural, urbano-rural et urbain des provinces de la RDC.

Objectifs

- décrire les aspects épidémiologiques de l'AVC ;
- évaluer l'influence des saisons, du phénomène El Niño et des guerres dans la morbidité et la mortalité liées à l'AVC.

Matériels et méthode

La présente étude des séries a été réalisée sur les documents médicaux des patients hospitalisés entre le 1er janvier1991 et le 31 décembre 2002, soit une période d'étude de 12 ans. Au total, 89 dossiers des patients ont été analysés.

Résultats

La présente étude souligne le rôle des facteurs de l'environnement : les guerres, les pillages, la saison et le réchauffement de la terre à travers le phénomène El Niño (biométéorologie et bioclimatologie), la profession, l'état-civil, la résidence ou les inégalités sociales (milieu rural, urbano-rural et urbain), l'occidentalisation et le tabagisme. Les facteurs de risque cardiovasculaire classiques non modifiables (l'âge avancé et le sexe), et les facteurs de risque modifiables (le poids, le comportement à haut risque lié à l'alcool et au tabac, l'hypertension artérielle et le diabète sucré) ont été évalués.

- Quarante-trois pour cent des patients étaient admis avant El Niño (1991 — 1997) et 56,2 % pendant El Niño (1998 — 2002).
- La majorité des patients soit 60,7 % étaient admis durant la saison des pluies contre 39,3 % admis durant la saison sèche.
- Trente-sept pour cent des patients admis étaient cultivateurs.
- Le stress psychosocial défini comme étant la prise en charge de 9 enfants et plus était présent chez 53,8 % patients.

Conclusion

Les résultats obtenus peuvent aider à la mise en palce des programmes de prévention de la survenue des AVC en milieu urbano-rural de Kisantu

QUATRIEME PARTIE : ABSTRACTS DANS LE DOMAINE DE LA PEDIATRIE

30. PROFILS CLINIQUE ET BACTERIOLOGIQUE DES MENINGITES CHEZ LES ENFANTS DE MOINS DE 5 ANS (CAS DE L'HOPITAL SAINT LUC DE KISANTU).

Par MAMITHA DIGATA MABEKA et TAKAISI KIKUNI ; MD, PhD, 2004

La méningite bactérienne chez l'enfant est l'une des maladies infectieuses qui continuent à défier le domaine médical. Elle affecte fortement les enfants de moins de 5 ans dans les pays en voie de développement. Dans le but de déterminer les caractéristiques cliniques de cette affection chez les enfants se présentant à l'HSL de Kisantu, nous avons réalisé une étude descriptive et documentaire dans le service de pédiatrie de cet hôpital sur une période allant du 1er Aout 2003 au 30 septembre 2004.

Quatre vingts patients hospitalisés pour la méningite bactérienne au courant de cette période ont fait l'objet de notre étude.

Il ressort de cette étude que :

- La méningite bactérienne est une des pathologies les plus fréquentes et les plus mortelles chez les enfants à l'HSL de Kisantu, avec une prévalence de 3,2 % et un taux de mortalité estimé à 38,7 %
- En fonction de l'âge, elle touche plus les nourrissons de la tranche d'âge de 2 à 12 mois (52,2 %) et de sexe masculin (sex ratio = 1,6) ;
- Elle se présente sur un profil clinique polymorphe ;
- Sur les 6 germes isolés dans le LCR, le pneumocoque était le plus fréquent (42,4 %) suivi de la salmonella (33, 3 %) et du staphylocoque (9 %) dans notre milieu ;
- L'anémie (28,8 %), les infections respiratoires (22,5 %) et le paludisme (21,3 %) ont été les principales pathologies associées.

31. PROFILS EPIDEMIOLOGIQUE, CLINIQUE ET BIOLOGIQUE DE L'ENFANT TRANSFUSE A L'INSTITUT MEDICAL EVANGELIQUE DE KIMPESE/BAS-CONGO.

Par BUNGA TULELA, MBALA LHEMBA, MD et BUASSA-bu-TSHUMBU ; MD, PhD, 2004

La transfusion sanguine, quoique salvatrice dans bien des cas, n'est pas un acte anodin. Elle est à l'origine d'un certain nombre de risques. Les objectifs de ce travail ont été de déterminer la proportion des enfants ayant bénéficié d'une transfusion sanguine sur le total des enfants hospitalisés, de décrire le profil épidémiologique de ces enfants transfusés, de déterminer la place de l'infection à VIH parmi les différentes étiologies associées à l'acte transfusionnel, d'apprécier le recours par les parents au traitement naturel et traditionnel « antianémique » et d'apprécier la rapidité d'installation de la transfusion sanguine.

Cette étude transversale descriptive, qui a concerné les enfants transfusés de 0 à 14 ans hospitalisés au service de pédiatrie de l'hôpital IME — Kimpese, a été menée durant une période de 5 mois allant du 1er Avril au 31 Aout 2004.

Elle a montré que plus d'un quart des enfants hospitalisés ont bénéficié d'une transfusion sanguine. Les enfants de 0 à 59 mois ont été les plus transfusés, un cinquième des enfants référés ont parcouru plus de 30 km avant de bénéficier d'une transfusion. Si le paludisme était la principale étiologie associée à l'acte transfusionnel, l'infection à VIH n'y était pas négligeable (9,6 % des cas). N quart des enfants ont bénéficié d'un traitement naturel et traditionnel « antianémique » et 4,8 % des transfusions sanguines seulement ont été installées en moins d'une heure.

32. PREVALENCE DES INFECTIONS RESPIRATOIRES AIGUES BASSES CHEZ LES ENFANTS DE 0-5 ANS EN MILIEU URBAIN « CAS DE L'HOPITAL PEDIATRIQUE DE KALEMBE LEMBE

Par Georges NKONKO LUTUMBA et JEAN MARIE KAYEMBE ; MD, PhD

Une étude rétrospective de 368 dossiers d'enfants hospitalisés à l'hôpital pédiatrique de Kalembe Lembe pour les infections respiratoires aigües basses a été réalisée durant la période de janvier à décembre 2003 dans le but d'établir la prévalence hospitalière de l'affection et de décrire les caractéristiques épidémiologique, clinique et évolutive des infections respiratoires aigües basses (IRA basses).

Les IRA basses ont constitué 17,6 % des hospitalisations. Le sexe masculin a été légèrement prédominant avec sex ratio de 1,13 %. La répartition annuelle connait des pics saisonniers. La saison sèche a totalisée 191 malades, soit 51,9 % des cas. Les facteurs favorisants classiques ont été retrouvés : malnutrition (58,7 %), milieu socio-économique défavorisé (74,2 %).

Les principaux symptomes et signes cliniques étaient la toux (94,1 %), la fièvre (73,9 %), les râles crépitant (77,9 %), la dyspnée (57,8 %) et le souffle tubaire (56,2 %). La pneumonie a été la première cause d'hospitalisation (46,7 %) des cas et la première cause de décès.

Le délai d'hospitalisation des malades était relativement long (7,5jours en moyenne) et le taux de létalité a été de 15,4 %. La malnutrition a été le principal facteur de mauvais pronostic.

Mots : infection respiratoires aigues basses, pneumonie, enfants, enfants, prévalence, létalité.

33. LE PROFIL CLINIQUE DES PATHOLOGIES ASSOCIEES AU PALUDISME GRAVE CHEZ LES ENFANTS DE 6 A 59 MOIS A L'HOPITAL SAINT — LUC DE KISANTU

Par Joseph trésor MATEZO MATUMONA et TADY MUYALA Bruno ; MD, PhD, 2008

Le paludisme grave reste aujourd'hui comme il a été pendant des siècles, une lourde charge pour les pays tropicaux. Il est la troisième cause de décès après la mortalité néonatale et les infections respiratoires chez les enfants de moins de 2 ans.

Dans notre pays la RDC, la morbidité liée au paludisme grave est très élevée, d'où la lutte contre le paludisme depuis 1985 est axée sur le contrôle des formes graves pourvoyeuses de décès. Il s'agit d'une étude descriptive des cas basee sur la revue documentaire basée sur la revue documentaire.

En ce qui concerne les analyses des données, nous avons fait recours aux statistiques descriptives. La présentation des résultats a été réalisée au moyen de tableaux.

Au terme de cette étude, il s'est dégagé les résultats et les conclusions suivantes :

- Sur 2304 enfants hospitalisées durant la période de notre étude, 932 cas (40,4 %) l'ont été pour paludisme en général, dont 856 cas (91,8 %) pour paludisme simple, et 76 cas (8,1 %) pour paludisme grave associé à d'autres pathologies.
- Les tranches d'âge les plus concernées étaient comprises entre 6 et 14 mois (25,7 %) et 15 et 23 mois (20 %)
- Le sex — ratio est de 1,09
- Du point de vue épidémiologique, durant toute l'année, il s'est dégagé une recrudescence du paludisme grave essentiellement pendant la saison pluvieuse, (mois de janvier, février, mars, avril, décembre).

Sur le plan clinique :

- Pour le PG non associé (tableau IX), le syndrome fébrile est rapporté sur l'ensemble des cas (100 %), suivi de la dyspnée, puis des signes d'atteinte neurologique et signes d'anémie ;
- Pour le paludisme grave associé à d'autres pathologies, outre le syndrome fébrile, rapporté à 100 %, les signes d'anémie et les signes neurologiques, nous avons noté essentiellement les signes en rapport avec l'IRA (40,7 %) et la gastro-entérite (33,4 %) (tableau X).

Sur le plan évolutif, 87,6 % des cas atteints de paludisme grave associé à d'autres pathologies sont guéris sans séquelles notables après hospitalisation ; par contre 13,3 % des cas étaient décédés.

Le test de khi carré au seuil de signification 0,05 nous montre que le profil évolutif du paludisme grave non associé à d'autres pathologies n'était pas statistiquement différent de celui du PG associé. ($X2 = 1,14$ $p = 0,20$).

34. LA PLACE DE L'ANEMIE PALUSTRE DANS LES INDICATIONS TRANSFUSIONNELLES CHEZ LES ENFANTS DE 0 A 59 MOIS A L'HOPITAL SAINT LUC DE KISANTU.

Par Erick ZOLA DUDU et GINI EHUNGU ; MD, PhD, 2008

Le paludisme est la maladie la plus répandue dans le monde, en particulier dans les pays tropicaux. Il est responsable de plus de 2 millions de décès chaque année et atteint surtout les enfants à bas-âge. L'anémie tend actuellement à être considéré comme un mode d'expression de paludisme de survenue précoce dans la vie des enfants exposés, et impose bien souvent la sanction d'une transfusion.

Nous voulions voir quelle était quelle était la proportion réservée à l'anémie palustre dans les indications transfusionnelles chez les enfants âgés de 0 à 59 mois à l'HSLK.

Nous avons donc mené une étude documentaire descriptive des cas, et nous avons obtenu les résultats suivants : 630 de transfusions étaient imputés au paludisme isolé.

Parmi ceux-ci, 26,5 % d'enfants avaient un âge compris entre 8 et 14 mois, et 33 % d'enfants avaient un taux d'Hb variant entre 5,4 et 6,1 g % avant la transfusion. Par ailleurs, le sex ratio a été de 1,2 garçon pour une fille.

Le paludisme s'est donc présenté comme la principale indication transfusionnelle chez les enfants âgés de 0 à 59 mois à l'HSLK.

35. « PROFILS CLINIQUE ET EPIDEMIOLOGIQUE DES NOUVEAU-NES EN MILIEU URBANO-RURAL : CAS DE L'HOPITAL IME/KIMPESE ET DU CENTRE HOSPITALIER DE LEMBA »

Par MFUNA MAKUNTIMA ZWITER et TADY MUYALA JEAN PAUL BRUNO ; MD, PHD, 2004

Dans le but de contribuer à l'amélioration de la prise en charge des nouveau-nés en milieu Urbano-rural, nous avons mené une étude documentaire, descriptive des cas de 416 nouveau-nés naissant aux maternités de l'IME/Kimpese et du Centre Hospitalier de LAMBA /Kimpese du 12 mai au 12 aout 2004.

Au terme de notre étude, nous avons trouvé les résultats ci-après :

- Un sex-ratio de 1,17 avec une prédominance de sexe masculin ;
- Les prématurés représentaient 9,8 %, les macrosomes 4,21 %, les dysmatures 8,21 %, les post-matures 11,76 % et les malformés 0,96 % dont 1 cas d'omphalocèle ;
- Un taux de mortalité périnatale de 6,25 % ;
- Les valeurs anthropométriques moyennes des nouveau-nés à terme etaient les sivantes :
    - Poids = 3271,33 grammes,
    - PC =34,96 cm
    - Taille = 48,95 cm,
    - PT= 33,16 cm
- Les facteurs étiologiques de morbi-mortalité etaient représentés par :
    - La prématurité,
    - La souffrance néonatale aigue
    - Le paludisme et la fièvre,
    - L'accouchement par césarienne,
    - L'âge maternel › 35 ans,
    - Primiparité et la grande multiparité.

36. PLACE DE L'ALLAITEMENT MATERNEL EN MILIEU URBANO-RURAL DE LA ZONE DE SANTE DE KISANTU

PAR NOEL DODO LUSUNGU BUABUA MALANDA et TADY MUYALA BEMPUI ; MD, PHD, 2004

L'allaitement maternel est un mode d'alimentation naturel et idéal pour les nouveau-nés et les nourrissons car il protège ces derniers contre la malnutrition, les maladies diarrhéiques et les maladies infectieuses.

Selon la déclaration conjointe de l'OMS et l'UNICEF : la prévalence et la durée de l'allaitement maternel ont diminué dans de nombreuses régions du monde

En R.D.C l'allaitement exclusif au sein durant les trois premiers mois de vie des nourrissons tend à la baisse (32 % en 1985 et 29 % en 2001).

L'absence des données et de politique d'encouragement de ce mode d'alimentation des nourrissons nous a poussé à entreprendre la présente étude en vue d'évaluer les pratiques courantes de l'allaitement maternel des mères de ce milieu et déterminer l'incidence de morbidité chez les nourrissons de moins de sept mois exclusivement nourris au sein.

Nous avons réalisé une étude descriptive transversale multicentrique. Nous avons interviewé, au cours des CPS dans les CS pilotes des aires de santé urbano-rurales, de façon aléatoire 600 mères résidant ce milieu et ayant un enfant de moins de 36 mois révolus.

Nous avons procédé aux analyses descriptives de base à l'aide de distribution de fréquence et de Khi-Carré ; de calcul de moyenne arithmétique et d'écart-type.

Les résultats ont été représentés sous forme des tableaux.

Au terme de cette étude, nous avons tiré les conclusions ci — après :

- La prévalence (99 % à 6 mois et 95 % à 12 mois) et la durée (17 mois) de l'allaitement maternel sont relativement élevées dans notre milieu d'étude ;
- La prévalence de l'allaitement exclusif au sein diminue rapidement avec l'âge (87 % à 1 mois et 1 % à 6 mois) et son incidence est basse dans les premières heures post-natales (58 %)
- Le corps médical et les mamans (de la famille et / ou du quartier) sont les principales sources de conseils sur l'alimentation des nourrissons.

- Les nourrissons soumis à un régime mixte (allaitement complété) ou à une alimentation artificielle courent le risque très élevé de morbidité, (40,6).

37. PROFIL CLINIQUE ET EVOLUTIF DES INFECTIONS MATERNO-FOETALES A L'HOPITAL SAINT LUC DE KISANTU.

Par MAMPUYA MBAKU Fleury, Dr MAVINGA MPOLA et TADY MUYALA, MD, PhD, 2008

L'infection bactérienne materno-fœtale est celle transmise de la mère à l'enfant avant ou pendant l'accouchement. Elle demeure un sérieux problème de santé publique dans notre pays avec une morbi-mortalité élevée.

Face à ce constat et à l'insuffisance des données sur le sujet dans notre milieu, nous avons entrepris cette étude en poursuivant les objectifs suivants :

- Contribuer à la réduction de la morbi-mortalité liée à l'infection néonatale,
- Etudier la fréquence de l'infection materno-fœtale,
- Décrire le profil clinique de l'infection materno-fœtal,
- Décrire l'évolution clinique à court terme de cette affection,
- Proposer des pistes de solution pour la réduction de la morbi-mortalité néonatale.

Il s'agit d'une étude documentaire effectuée à l'hôpital saint Luc de Kisantu durant toute une année soit du 1ere janvier au 31 décembre 2007.

Sur un total de 121 nouveaux — nés hospitalisés, 73 étaient infectés ; ainsi la fréquence de l'infection materno-fœtale était de 60 % avec une mortalité élevée de 21 %. La fièvre et les troubles du tonus ou de la réactivité ont constitué les principales manifestations cliniques.

Face à ce drame, une approche à l'hôpital saint-Luc de Kisantu durant toute une année soit du 1er janvier au 31 décembre 2007.

Sur un total de 121 nouveau-nés hospitalisés, 73 étaient infectés ainsi la fréquence de l'infection materno-fœtale était de 60 % avec une mortalité élevée de 21 %. La fièvre et les troubles du tonus ou des réactivités ont constitué les principales manifestations cliniques.

Face à ce drame, une approche multidisciplinaire a été suggérée :

- Une prise en charge rapide et efficace de nouveau-nés infectés ou suspectés.
- Une maitrise parfaite des techniques d'obstétrique et un dépistage précoce de nouveau-nés suspectés d'infection materno — fœtale en vue de les orienter systématiquement vers la pédiatrie.
- L'organisation d'un meilleur dépistage et d'un traitement adapté des infections génito- urinaire au cours de consultations prénatales,
- La promotion de l'éducation sanitaire de femme en âge de procréer et de leur époux sur les soins maternels de base.

38. EVALUATION DE LA PRATIQUE D'ANESTHESIE PEDIATRIQUE A L'HOPITAL SAINT LUC DE KINSANTU.

Par Honorine MASANGA LUFUMBU et KILEMBE MANSANZA, MD, PhD, 2008

Il s'agit d'une étude documentaire, rétrospective et descriptive sur 126 enfants malades ayant subi une anesthésie pour interventions chirurgicales pédiatriques. L'étude s'est passée durant une période de cinq ans.

Les garçons sont plus nombreux que les filles avec un sexe ratio de 1.5, ceci en raison du comportement turbulent des garçons conduisant aux lésions dues au traumatisme. Les garçons développent souvent les hernies inguinales congénitales. En dépit d'une pratique insuffisante de la consultation pré-anesthésique, de la prémédication et de la surveillance per opératoire et post-opératoire, très peu de complications majeures ont été mises en évidence.

Plusieurs raisons pourraient expliquer cette observation :

- L'âge des enfants qui est de 9 ans, réduisant le risque d'une morbi-mortalité péri opératoire ;
- L'échantillon petit de notre travail ;
- La présence récente d'un médecin anesthésiste-réanimateur ayant amélioré la prise en charge.

39. INCIDENCE DE LA DIARRHEE AIGUE CHEZ L'ENFANT DE MOINS DE 5 ANS ET EVALUATION DE SA PRISE EN CHARGE. CAS DES 4 CENTRES DE SANTE DE LA ZONE DE SANTE RURALE DE MASSA

Par LUZOLO MBIKULU et KIYOMBO MBELA, MD, PHD, 2003

La diarrhée aigue chez l'enfant de moins de 5 ans est un problème de santé publique tant sur le plan mondial que national avec des taux élevés de morbidité » et de mortalité alors qu'il existe un moyen efficace et répandu soit pour la prévenir, soit pour la prendre en charge. Il existe donc un écart entre ce que l'on sait sur la diarrhée aigue et ce qui se fait concrètement sur terrain, surtout en milieu rural, ou vivent les 3/4 de la population.

A l'aide d'une étude descriptive transversale sur une période de 6 mois d'observation dans 4 centres de santé selon la technique de l'échantillonnage aléatoire simple nous avons mené notre étude dont les objectifs ont été de :

- Déterminer les taux de morbidité et de mortalité par diarrhée aigue chez l'enfant de moins de 5 ans en milieu rural ;
- Déterminer la qualité de la prise en charge de la diarrhée aigue chez l'enfant de moins de 5 ans en milieu rural.

Sur base d'une enquête auprès d'une population d'étude s'élevant à 4229 enfants de 0 à 59 mois, nous avons totalisé 139 cas au terme de notre enquête dont voici les résultats :

- La morbidité pour la diarrhée aigue s'élevait à 32,8 % ;
- La mortalité pour diarrhée aigue s'élevait à 1,4 % ;
- Morbidité par tranche d'âge : 0-11 mois : 47,5 % ;
- 12-23 mois 32,4 % ;
- Soit donc une morbidité de 79,9 % aux premières années de vie ;
- Mortalité par tranche d'âge : 12-23 mois : 3,6 % ;
- La déshydration sévère a été la cause la plus fréquente de mortalité par diarrhée aigue soit dans 50 % des cas de décès ;
- La moyenne d'âge d'enfants avec diarrhée aigue était de 15,09 mois ;
- L'hospitalisation concernait 33 cas, soit 23,7 % avec une durée moyenne d'hospitalisation de 1,14 jour ;

De la prise en charge de diarrhée aigue chez l'enfant

- 97,1 % de personnel soignant a été recyclé sur la prise en charge des maladies diarrhéiques ;
- Les enfants atteints de diarrhée aigue ont été pris en charge dans 59,0 % par un infirmier A2 ;
- Le SRO a été administré comme traitement seul ou associé à un antibiotique contre la diarrhée au plan A dans 97,9 %, au plan B dans 73,1 % et 25,5 % au plan C ;

- L'antibiothérapie (justifiée ou non) a été placée seule ou associée au SRO dans 37,5 % au plan A, 50 % au plan B et 94,1 % au plan C du traitement ;
- L'évaluation qualitative et quantitative a révélé un traitement meilleur à 55,4 %, bon à 36 % et mauvais à 8,6 % ;
- Pour prévenir cette maladie l'hygiène en matière d'eau de boisson et des aliments de consommation, la gestion de matières fécales et la promotion pour une large connaissance et l'utilisation de SRO constituent les quelques pistes de solution. Elever le niveau socio — économique de la population et assurer la mise en œuvre de la PICME sont autant des stratégies proposées au gouvernement et à la zone de santé pour résoudre ce problème de diarrhée aigue chez l'enfant.

40. PRISE EN CHARGE DES INFECTIONS URINAIRES CHEZ LES ENFANTS DE 0 A 10 ANS ; DURANT L'ANNEE 2010. CAS DE L'HOPITAL SAINT LUC DE KISANTU

Par MANKULU MBALA, B. TADY MUYALA MD, PhD, XXXXX

Problématique

Les infections urinaires figurent au second plan des infections bactériennes de l'enfant en fréquence après celles des voies respiratoires. Pendant la première année de vie, elles surviennent plus souvent chez les garçons, mais après l'âge de 1 an, elles prédominent chez les filles.

Dans 40 % de cas, il existe une lésion causale précise, facteur de risque de détérioration réale et dans ce pourcentage des patients, un cas sur deux concerne le reflux vésico-urétéral. Dans notre pays la RDC, la morbidité liée aux infections urinaires est élevée ; d'où une mise en place d'une nouvelle vision de la prise en charge est importante.

Méthodologie

Il s'agissait d'une étude documentaire descriptive des cas basée sur la revue documentaire. En ce qui concerne les analyses des données, nous avons fait recours aux statistiques descriptives. La présentation des résultats a été réalisée au moyen des tableaux.

Au terme de cette étude, il s'est dégagé les résultats et les conclusions suivante : sur 1814 enfants hospitalisés durant la période de notre étude, 117 soit 6,4 % l'ont été pour les infections urinaires associés ou non à d'autres pathologies.

La tranche d'âge la plus touchée était celle des enfants dont l'âge était inférieur ou égal à 5 ans. Le sex-ratio était de 0,36. E. Coli était le germe le lus incriminé dans les infections urinaires chez les enfants avec une fréquence de 75 %. Le ceftriaxone restait le meilleur antibiotique dans le traitement des infections urinaires. Sur le plan évolutif, 33,7 % des patients atteints des infections urinaires étaient guéris sans séquelles après hospitalisation, par contre 7,7 % des patients étaient décédés.

CINQUIEME PARTIE : ABSTRACTS DANS LE DOMAINE DE SCIENCES DE BASE ET SANTE PUBLIQUE

41. EVALUATION DES ATTITUDES, CONNAISSANCES, ET COMPORTEMENTS DES JEUNES DU QUARTIER KIMBONDO DANS LA CITE DE KINTANDU FACE AU VIH/SIDA.

Par KAZADI NGOY-A-SANZA Johnny et KIYOMBO MBELA Guillaume ; MD, PhD, 2012

Le VIH/SIDA, est un grand problème de santé publique vu son évolution dans le temps et dans l'espace. Malgré l'administration des ARV chez les personnes vivant avec le VIH (PVV), cette pandémie ne cesse de faire de nouvelles victimes chaque jour, et prive la société de ses membres.

Nous avons effectue cette pour décrire les connaissances, attitudes et comportements, pour améliorer les conditions de vie des jeunes grâce à la prévention des maladies, en l'occurrence le sida.

Une étude descriptive transversale, avec un sondage systématique ; menée auprès de 255 jeunes du Quartier kimbondo, dans la cité de kintanu dont l'âge varie entre 14 et 35 ans, nous a permis d'aboutir à ce qui suit.

L'ensemble de l'échantillon connait le sida à des niveaux différents. Le vagabondage sexuel occupe la première place en ce qui concerne son mode de transmission. Son origine serait à 43,5 % liée à une sexualité irresponsable, à 33,8 % maladie comme toute autre maladie curable et à 22,7 % lié à une punition divine.

Le préservatif est considéré chez 60,8 % de jeunes comme moyen de prévention. Seulement 29,1 % de jeunes sexuellement actifs l'utilisent. En même temps il est tenu comme diminuant le plaisir chez 17,6 % avec forte chance de l'abandonner aux prochains rapports sexuels.

Sur l'ensemble de notre échantillon 45,1 % ont fait le test de dépistage parmi lesquels 25,2 % l'ont fait au cours de CPN. L'important est de signaler l'idée faite par la jeunesse sur l'origine du VIH/SIDA pour déterminer leur motivation à passer ce test.

Plus de la moitié de l'échantillon soit 51 % de jeunes ont eu leur premier rapport sexuel avant l'âge de 15 ans. Ce sont les filles qui commencent tôt avec tendance évolutive et inversant en faveur des garçons.

Notre étude a démontré que 86,2 % des jeunes enquêtés ont eu un à cinq partenaires au cours de trois derniers mois, parmi eux 58 % des filles. Cela laisse à désirer le profit tiré de ce nombre de partenaire sur le plan économique.

42. EVALUATION DE LA GESTION ACTUELLE DES MEDICAMENTS DANS LES HOPITAUX GENERAUX DE REFERENCE DU BAS CONGO.

Par : Georges KABA NDUKU et KIYOMBO MBELA Guillaume ; MD, PhD.

La présente étude traite de l'évaluation de la gestion actuelle des médicaments dans les hôpitaux généraux de référence de la province du bas Congo en République Démocratique du Congo. Dans cette partie du pays comme dans bien d'autres régions des pays en voie de développement, la gestion des médicaments essentiels laisse à désir. L'OMS estime à 60 %, la population des pays en développement n'ayant pas accès aux médicaments essentiels. Le taux de morbidité et de mortalité dû au manque de médicaments, à leur inaccessibilité économique et à leur usage irrationnel, ne fait que s'empirer.

La gestion des médicaments est assurée par un personnel non qualifié mais disponible, source de beaucoup d'irrégularités.

Le cycle logistique des médicaments est suffisamment entaché des facteurs néfastes tels que les conditions défectueuses des nos infrastructures, l'irrégularité dans la mise à jour de la fiche de relevé de température et l'absence d'équipement pour les médicaments thermolabiles. La mauvaise estimation des besoins et l'usage irrationnel des médicaments ne font que renchérir l'image pharmaceutique de notre pays.

Pour mener à bien notre étude qui est documentaire nous avons procédé par un échantillonnage de convenance, fait des 16 HGR sur les 31 que compte la province, pour lesquels nous avons élaboré un questionnaire d'enquête reprenant les variables de l'étude que nous avons présenté à la structure soit physiquement ; soit par courriel.

Après réception, traitement et analyse des données, les faits suivants ont été observés : 81,3 % des HGR ne respectent pas les prescrits de SNAME en s'approvisionnant auprès des autres fournisseurs plutôt que les 2CDR de la province ; une proportion faible des MEG sélectionnés par les HGR, le contrôle de qualité n'est presque pas réalisé dans la plupart des HGR, ont une carence en technicien de pharmacie (pharmacien ou assistant en pharmacie), soit 37,5 %. Cependant, d'autres ressources humaines concourent à la gestion de médicaments (infirmiers préposés en pharmacie, AG HGR...) ; la non observance des conditions de stockage des médicaments et la précarité du respect des pratiques pharmaceutiques associée à un usage irrationnel des médicaments résultant du manque d'évaluations des soins administrés avec ces médicaments.

Mots clés : évaluation, gestion actuelle, médicaments, HGR

43. FREQUENCE DES ACCIDENTS D'EXPOSITION AU SANG DANS LES HOPITAUX DU BAS CONGO « CAS DES HOPITAUX GENERAUX DE REFERENCE DE BOMA ET KIMPESE ».

Par KHUALA DINKA Roger et KIYOMBO MBELA Guillaume ; MD, PhD, 2008

Il s'agit d'une étude épidémiologique descriptive transversale ciblant le personnel de laboratoire, le personnel soignant ainsi que les nettoyeurs dans les HGR des zones de santé de BOMA et de KIMPESE. Son objectif général est de déterminer la fréquence des accidents d'exposition au sang les dits hôpitaux.

En effet, le risque d'exposition au sang et aux liquides biologiques est permanent dans les laboratoires et les autres plateaux de soins. Le personnel de santé peut donc être accidentellement infecté par les microorganismes transportés par le sang. Les transmissions les plus redoutées sont celles du VIH, VHB, et VHC.

Les résultats obtenus ont révélé une fréquence d'AES de 68,7 % avec une proportion plus élevée en gynéco-obstétrique (18 %). Le personnel infirmier a été le plus exposé dans 52,4 % des cas, la piqure ayant été le mode d'exposition le plus fréquent dans 48,5 % des cas. Dans 26,4 % des cas, l'accident est survenu en salle d'opération, 50,6 % des victimes ayant été elles-mêmes responsables de leurs accidents sont survenus pendant la prise de poste, et 30,1 % pendant la garde.

Par ailleurs, 12,6 % des cas d'AES seulement ont été déclarés. Dans la majorité des cas, le statut sérologique du patient source n'était pas connu. 1,9 % seulement des victimes ont bénéficié d'un traitement prophylactique adéquat et 18,4 % ont bénéficié d'une surveillance sérologique ultérieure.

Au regard de ces résultats, la fréquence des AES a été très élevée mais la prise en charge n'a pas été adéquate dans la plupart des cas.

44. PROBLEMATIQUE DE L'UTILISATION RATIONNELLE DES ANTIBIOTIQUES A KISANTU.

Par : MALUNDAMA MENA Georgine et TAKAISI KIKUNI ; MD, PhD, 2004

L'utilisation excessive et / ou irrationnelle des antibiotiques pose un problème sérieux dans le monde du fait du développement et de l'extension de la résistance bactérienne à ce produits.

Cette étude a pour but de déterminer l'utilisation rationnelle des antibiotiques. il s'agit d'une étude descriptive transversale allant du 1er novembre 2003 au 30 avril 2004 au niveau de cinq centres de santé urbano-ruraux de Kisantu. Elle a porté sur tous les sujets ayant consultés les cinq centres de santé à qui une antibiothérapie a été indiquée.

De cette étude, les conclusions suivantes sont tirées :

- La fréquence de consommation des antibiotiques est beaucoup plus élevée chez les patients dont l'âge est compris entre 0-5 ans (80 %).
- Le paludisme est l'affection contre l'âge laquelle l'antibiothérapie est la plus prescrite (42 %).
- Les antibiotiques les plus utilisés ont été le cotrimoxazole, l'ampicilline et l'amoxicilline.
- L'utilisation des antibiotiques est relativement irrationnelle. La formation continue d'enseignement spécifique sur le bon usage des antibiotiques du personnel de santé et des agents communautaires pourrait réduire la mauvaise utilisation de ces produits.

45. EVALUATION EXTERNE DU PROGRAMME NATIONAL DE LA TUBERCULOSE DANS LA ZONE DE SANTE DE KIMPESE DE 2000 A 2003

Par : LEMVO DEMBA Toussaint et LONGO MBENZA, MD, PhD, 2004

La tuberculose est l'une des endémies qui sévit avec une grande ampleur en RDC. Les statistiques récentes classent le RDC au quatrième rang parmi les pays africains les plus touchés et au onzième rang dans le monde.

Lancé depuis 1981, le programme de lutte antituberculeuse intégrée est aujourd'hui à son troisième édition avec la stratégie DOTS. Cependant, cette dernière n'a pas empêché l'éclosion épidémique de la tuberculose : le nombre de nouveaux cas étant passé de 20 000 en 1994 à 52 578 en 2004.

La présente étude documentaire s'est assignée donc l'objectif d'évaluer de manière externe l'efficacité du Programme National de la Tuberculose de 2000 en 2003 dans la Zone de Santé de Kimpese.

Cette étude montre, de 19 559 cas éligibles de tuberculose pulmonaire à microscopie positive de taux de guérison de 87 %, de couverture programme allant de 50 à 100 % ; ce qui prouve l'efficacité des activités du programme.

Mais la situation socio-politico-militaire dictée par les conflits armés interpelle le personnel soignant à mieux organiser leur capacité d'enregistrement, de notification et de détection de nouveaux cas en vue de stabiliser cette endémie.

46. SENSIBILITE IN VITRO DU P. FALCIPARUM AUX PHYTOMEDICAMENTS (N'SANSIPHOS®, KILMA® POLYTHERA) ET AUX ANTIPALUDIQUES USUELS (ETUDE PRELIMINAIRE)

Par Richard THAMBA TSASA et MBANZULU PITA NSONIZAU, MD, PhD, 2004

Cette recherche a été motivée par le fait que les antipaludiques usuels de synthèse manifestent un certain degré de résistance vis-à-vis de p.falciparum, ce qui n'est pas du tout observé avec les antipaludiques usuels extraits de plantes. Nous avons pensé qu'il était impérieux de mener une étude « in vitro » de l'activité présumée antipaludique de certains plantes parmi lesquelles nous avons porté une attention particulière sur 2 recettes à savoir : N'sansiphos® et kilma® polythéra

Les résultats de notre étude ont montré une grande activité antipaludique de ces recettes, même à des concentrations extrêmement faibles.

Donc, parmi les extraits des plantes utilisés par les tradithérapeutes comme plantes fébrifuges, nous dénombrons un bon nombre d'entre elles ayant une activité antipaludique.

47. ENQUETE DE PREVALENCE ET DES FACTEURS DE RISQUE DU TABAGISME A KISENSO, MILIEU PERI-URBAIN DE KINSHASA, RD CONGO

Par NSEVOLO MAMPUYA et LONGO MBENZA, MD, PhD, 2004

La présente étude sur le tabagisme, chez les sujets adultes, âgés de 15 ans et plus, vient — elle à point nommé pour compléter notre recueil de donnée en ce qu'elle nous permet de connaitre la prévalence et les facteurs de risque du tabagisme, en milieu péri — urbain de Kinshasa.

Cette enquête transversale, a adopté une approche descriptive et analytique et a fait appel à un échantillonnage aléatoire de 205 ménagers, soit 10 % des ménages, du quartier de la paix, tiré de manière aléatoire simple de la liste des quartiers de la commune de Kisenso. Elle a été réalisée au moyen d'un questionnaire standardisé et pré — codé, obtenu à partir d'enquêtes antérieures.

Les résultats montrent que l'âge moyen était de 32 ± 13 ans (extrêmes de 15 ans 82 ans). 62,6 % des sujets enquêtés de l'ensemble (ex et actuels) sont des priseurs de la poudre de tabac, 23,9 % sont des priseurs réguliers, 33,9 % sont des fumeurs de cigarettes (ex — et actuels), 16,7 % sont des fumeurs réguliers, 6,6 % (ex-et actuel) sont des usagers chiquant de tabac, 3,9 % en sont des usagers réguliers et 0,3 % des fumeurs de pipe.

L'âge de début de l'habitude de tabagisme était de $17,5 \pm 5,6$ ans (extrêmes 5 ans et 46 ans), $24,8 \pm 11,7$ (extrêmes 7 et71 ans) chez les usagers chiquant le tabac.

Cette enquête a noté aussi également que le sexe masculin multipliait respectivement par 15 le risque d'être priseur de tabac et par 3 d'être priseur régulier de tabac.

Il se dégage aussi de cette enquête un gradient de tabagisme par cigarettes en fonction de la profession (24,5 % dans la profession manuelle contre 5,1 % chez les ménagères) et en fonction du niveau d'éducation (69,4 % dans le niveau secondaire contre 1 % chez les illettrés).

L'âge actuel, le lieu de naissance, l'année de migration, l'ethnicité, les éléments de l'environnement social ne semblent pas influer sur le statut de fumeur de cigarettes.

48. ONCHOCERCOSE DANS LE DISTRICT SANITAIRE DE BOMA : PROFIL EPIDEMIOLOGIQUE ET CONTIBUTION AU PROGRAMME DE LUTTE (CAS DES ZONES DE SANTE DE BOMA-BUNGU ET DE MUANDA)

Par DIVENGI NZAMBI Jean — Paul et KAYEMBE LUBEJI, MD, PhD, 2003

L'Onchocercose est une maladie parasitaire dévastatrice, d'évolution lente et provoquée par la filaire onchocerca volvulus, transmise par la piqure des femelles d'une diptère du genre similium et caractérisée par une atteinte cutaneo dermique débilitante avec des lésions oculaires pouvant aboutir à la cécité.

Elle est connue depuis la fin du 19eme siècle en RDC, sa découverture remonte à 1901 par BRUMPT. Au Bas Congo, seul le foyer d'Inga a existé jusqu'en 1979 (D'après FAIN et HALLOT en 1965 et MAERTENS en 1979)

L'extension rapide des foyers d'endémie onchocerquienne, dans la province, comme c'est le cas du district sanitaire de Boma constitue la problématique de la présente étude.

Nous nous sommes fixés comme objectifs suivants pour le présent travail :

- Evaluer le niveau de connaissance de la population du District sanitaire de Boma ;
- Rassembler les données épidémiologiques sur l'endémie dans le District sanitaire de BOMA ;
- Faire quelques recommandations concernant les mesures de lutte contre la maladie.
- Pour cela, nous avons procédé par une enquête épidémiologique basée sur l'étude CAP et enquête REMO.
- Sur base des critères d'inclusion et d'exclusion, 227 sujets ont été retenu par notre échantillon.

Les résultats de ces différentes enquêtées se présentent comme suit :

- En rapport avec la maladie, le niveau de connaissance de la population du district sanitaire de BOMA est trop bas ;
- La majorité de la population connait la simulie mais ignore son rôle pathogène ;
- La plupart n'a aucune information sur l'onchocercose (tableau I, II et III) ;
- La prévalence de l'onchocercose dans le district sanitaire de BOMA est de 36,1 %. La zone de santé de BOMA-BUNGU est plus touché avec une prévalence de 41,2 % (tableau VIII) ;
- Les hommes sont plus infestés par rapport aux femmes et le taux de prévalence nodulaire augmente avec la durée de contact Homme-Simulie (fig.9) ;
- Les lésions cutanées sont rares dans la zone de MUANDA (1,1 %) par rapport à la zone de santé de BOMA-BUNGU (12,6 %) chez les sujets atteints ;
- Le taux de cecité est de 1,8 % pour l'ensemble du District. Ce taux est moins important dans la zone de santé de MUANDA (1,1 %) par rapport à la zone de sante de BOMA-BUNGU(2,8 %).

En conclusion, la situation est très préoccupante et mérite toute l'attention du pouvoir public et des organismes intervenant en matière de santé communautaire.

L'éducation sanitaire doit être reconnue comme un droit pour la population ; les actions de lutte antisimulidienne et la distribution de l'ivermectine restent attendues d'urgence.

49. PERCEPTION DE LA SCHIZOPHRENIE PAR LE PERSONNEL SOIGNANT DE LA ZONE DE SANTE KISANTU. « CAS DE LA CITE URBANO-RURALE DE KISANTU ».

Par LUYEYE MUMBATA ET KINSALA ya BASSY, MD, PhD, 2008

La schizophrénie est une pathologie de la personnalité avec destruction du système de la personnalité amenant une incohérence sur le plan mental et de conduite.

En effet, avec l'évolution du monde où le stress est au quotidien, avec une vulnérabilité neurologique fait qu'il y ait un nombre augmenté des cas de schizophrénie.

La schizophrénie est classée parmi les maladies graves des pathologies mentales, qui surviennent au début de l'âge adulte fait que cette maladie ait beaucoup de conséquences néfastes non seulement sur la personne malade, sa famille mais aussi sur l'économie.

Malheureusement les travaux sur la schizophrénie sont rares surtout au niveau des personnels soignants. La complexité de cette pathologie fait d'elle une maladie qui soit considérée comme surnaturelle.

En effet, la thérapeutique de la schizophrénie dépend non seulement des connaissances des personnels soignants mais aussi de la conception qu'on fait d'elle.

Avec les 120 personnels soignants enquêtés, soit 100 % a déjà entendue parler de cette maladie. 58 % lui accorde une origine surnaturelle. Les infirmiers A2 et A3 sont les moins informés de cette pathologie soit 72 %.

Les soins hospitalisés sont l'attitude la plus remarquée avec 60 %, cependant 14 % ont pensé à la prière comme solution thérapeutique et 12 % ont pensé à la médecine traditionnelle.

La bonne perception de la schizophrénie dépend également du niveau d'étude des enquêtés. Tant qu'ils seront bien formés, mieux ils percevront la schizophrénie.

C'est pourquoi l'apport des nouvelles connaissances par des formations des personnels soignants pourrait apporter une bonne perception de la schizophrénie.

50. PREVALENCE DES MARQUEURS SEROLOGIQUES DES INFECTIONS VIRALES CHEZ LES DONNEURS DE SANG DE L'HSL DE KISANTU DU 2004 A 2007. CAS DE HIV, HBV ET HCV

Par KIBOKELA NDEMBE Dalida et TAKAISI KIKUNI ; MD, PhD, 2008

La présente étude a été réalisée à l'hôpital Saint Luc de Kisantu. Il s'agit d'une étude rétrospective portant sur l'étude de la prévalence des marqueurs sérologiques des infections virales chez les donneurs de sang de l'hôpital Saint Luc de Kisantu de 2004 à 2007 cas de HIV, HBV et HCV.

Elle a eu pour objectif de déterminer la séroprévalence de HIV, HBV et HCV ainsi que la répartition des donneurs de sang selon leurs catégories, sexe, âge et groupe sanguins respectifs.

La population de l'étude a été constituée de tous les donneurs de sang testés à l'un ou à tous les marqueurs viraux à l'HSLK. La séroprévalence a été de 3, 30 % pour le HIV, 3,91 % pour le HBV et 2, 73 %

Pour le HCV dans l'ensemble.

La répartition des donneurs de sang testés au HIV selon la catégorie a été de :

- 69,83 % donneurs familiaux, 27,70 % Bénévoles et 2,48 % payés.
- La majorité des donneurs de sang était de sexe masculin soit 80, 75 %.
- L'âge moyen des donneurs était de 33± 10 ans.
- La séroprévalence HIV et HBV qui était en régression jusqu'en 2006 a connu une augmentation en 2007.
- La séroprévalence HCV était en croissance.
- La majorité des donneurs de sang étaient du groupe O soit 55,77 %.
- La majorité des donneurs de sang étaient des membres des familles soit 69,83 %.

51. LA CONSOMMATION DE BOISSONS ALCOOLISEES CHEZ LES ECOLIERS DE KISANTU « CAS DES ECOLES DE LA CITE DE KISANTU : 2007 — 2008 »

Par NSITA MASSAMBA Christophe et KINSALA YA BASSI ; MD, PhD, 2008

Ce travail de fin d'étude de médecine a été motivé par les constants de la pauvreté d'action et de recherche systématique sur la consommation des boissons alcoolisées.

Déterminer la prévalence de la consommation des boissons alcoolisées dans la population scolaire du niveau secondaire de Kisantu ; décrire les profils des consommateurs des boissons alcoolisées dans ce milieu scolaire ; identifier les facteurs de risque liés à la consommation des boissons alcoolisées et formuler les recommandations sont les objectifs poursuivis.

Pour ce faire, 240 élèves ont sélectionnés en raison de 40 élèves par école. Le choix aléatoires a porté successivement sur les écoles, les classes et sur les élèves. Nous avons tirés au hasard une école par chacun de six réseaux que compte la cité de Kisantu.

Les données ont été collectées à partir d'une fiche d'enquête par auto administration sur une période de 2 mois.

Il résulte de cette étude que :

- La prévalence de la consommation des boissons alcoolisées chez les écoliers de Kisantu est de 72,5 %.
- Les boissons consommées sont fort variées, bien que la bière et la boisson produite localement soient les types de boisson les plus importants et sont souvent consommées pour des motivations ayant trait à la recherche de bien être ;
- La présence d'un consommateur des boissons alcoolisées dans le milieu de socialisation de l'élève, la connaissance des conséquences liées à l'alcoolisme sont entre autres facteurs qui exposent les élèves à la consommation des boissons alcoolisées.

Les recommandations qui en découlent demandent de diminuer la disponibilité de boissons en milieu scolaire de Kisantu, laquelle diminution aura pour conséquence directe la réduction de la consommation des boissons alcoolisées chez les écoliers de Kisantu.

52. ETUDE MULTICENTRIQUE DU PROLAPSUS UTÉRIN CHEZ LA FEMME CONGOLAISE DE KINSHASA. « DU 1ER JANVIER AU 31 DÉCEMBRE 2008 ».

Par KASWA KHASA Sylvie et YANGA KIDIAMENE Yvon ; MD, PhD, 2008

Le prolapsus utérin demeure une affectation encore courante en Afrique subsaharienne avec une incidence de 30 %. Nous n'avons pas trouvé des travaux qui traitent de ce sujet en République Démocratique du Congo. Ainsi, nous a-t-il paru utile d'entreprendre cette étude pour savoir si le prolapsus utérin était fréquent et s'il posait réellement un problème de santé dans notre pays.

Pour mieux appréhender le problème, 90 cas de prolapsus utérins ont été enregistrés sur un total de 23 655 femmes en âge de procréation ou ménopausées reçues en consultation de gynécologie au niveau de trois formations médicales de la ville de Kinshasa pendant une période allant du 1er janvier 2005 au 31 décembre 2008 ; cela par une étude descriptive, rétrospective et multicentrique.

La prévalence du prolapsus utérin était de 38 cas pour 10 000 femmes. L'âge moyen des femmes enquêtées était de 51 ans (extrême 16-79). La sensation d'inconfort, l'extériorisation du col utérin et les lombo-hypogastragies étaient les principaux symptômes rencontrés lors des consultations avec 47, 32 et 20 cas. Le prolapsus utérin a été beaucoup plus observé à partir de l'âge de 50 ans (53,5 %) et chez les grandes multipares (56 %). La cystocèle était la pathologie la plus associée au prolapsus utérin (17,4 %). L'hystérectomie était plus indiquée chez la femme âgée, et l'hystéropexie chez la femme jeune.

En conclusion, le prolapsus utérin est fréquent dans notre pays ; et son incidence accroit avec l'âge. L'âge avancé des femmes et la grande multiparité exposent plus la femme à développer le prolapsus.

53. EVALUATION DE L'APPORT DE LA SPIRULINE DANS LA RÉHABILITATION NUTRITIONNELLE DES ENFANTS DE 0 5 ANS ATTEINTS DE LA MALNUTRITION SÉVÈRE. CAS DU CENTRE NUTRITIONNEL THÉRAPEUTIQUE DES SŒURS DE CHARITÉ DE KISANTU.

Par MATONDO KHUABI et TAKAISI KIKUNI, MD, PhD, 2007

Une étude prospective à visée descriptive et expérimentale intéressant 50 enfants de 0 à 5 ans atteints de malnutrition et internés au Centre Nutritionnel Thérapeutique des Sœurs de Charité de Kisantu, dans la zone de santé rurale de Kisantu a été réalisée du 18 mars au 10 juillet 2008 dans le but d'évaluer la prévalence de la malnutrition et de l'anémie chez les enfants de 0 à 5 ans de cette zone et de déterminer l'efficacité de la spiruline, une cyanobactérie, dans la réhabilitation nutritionnelle de ces enfants.

Chez tous les enfants de l'étude, nous avons déterminé les indicateurs anthropométriques, recherché les œdèmes et établi un bilan hématologique et un bilan protéinique.

Le groupe de l'étude avait reçu une supplémentassions constituée de poudre de spiruline à la dose journalière de 10 g répartie en 2 prises et nous avons déterminé l'influence de la prise de la spiruline sur différents paramètres biologiques et indicateurs anthropométriques.

Nous avons observé qu'après 15 jours de supplémentations par la spiruline, l'émaciation était réduite de 30 à 20 %, l'anémie sévère était passée à 6 % alors qu'elles étaient passées de 64 à 4 %.

La malnutrition qui reste une préoccupation en RD Congo et dans la zone de santé rurale de Kisantu en particulier, nécessité de nouvelles stratégies de prise en charge et la supplémentaire à base de la spiruline au régime alimentaire des enfants atteints de malnutrition serait une des pistes intéressantes à exploiter au regard de la production à faible coût de cette cyanobactérie.

54. PROFIL BACTERIOLOGIQUE DES ALIMENTS CUITS VENDUS DANS LES MARCHES DE LA CITE DE NKANDU

Par MAGUNDU KISUANDA LUKOKI ET KIYOMBO MBELA, MD, PhD, 2008

La présente étude a été réalisée dans le but de déterminer la qualité microbiologique des aliments cuits et prêt à la consommation vendus dans les marchés de la cité de Nkandu. La dite cité est située dans le groupement de kisantu-Inkisi de Ngeba, territoire de Madimba, district de la Lukaya, province du Bas-Congo.

Nous avons évalué la qualité bactériologique de 80 échantillons des mets prélevés dans les sept marchés de la cité de Nkandu du 19 au 30 mai 2008.

Les données ont été recueillies auprès des veneurs par interview avec un questionnaire et les échantillons ont été analysés au laboratoire de l'hôpital saint luc de Kisantu. Seules les analyses bactériologiques ont été effectuées.

Les résultats ont montré que 94,5 % d'échantillons étaient contaminés par les entérobactéries pathogènes avec prédominance des staphylocoques (61 %), du groupe Klebsiella-proteus (16,2 %) de C. albicans et Entérocoque, respectivement 5,1 % et E. coli (4 %). 92,5 % des vendeurs ont avoué avoir entendu parler de l'hygiène alimentaire, 75 % vendent les restes des plats de la veille et 27,5 % affirment servir les plats à la main.

Des recommandations ont été formulées pour l'amélioration de l'hygiène publique et des denrées alimentaires vendues dans la cité de Nkandu.

55. EVALUATION DES CONAISSANCES, PERCEPTION ET ATTITUDES FACE AU SUICIDE AUPRES DE LA POPULATION DE LA ZONE DE SANTE RURALE DE KISANTU « CAS DE LA CITE DE KINTANU »

Par NZUNGU MAZA Laurent et KINSALA BASSI Sébastien ; MD, PhD, 2008

L'étude présente a été motivée par la prévalence des cas de suicides et tentative de suicide qui a pris de l'ampleur dans le milieu urbano–rural de Kisantu, en particulier et dans le monde en général.

Certes la difficulté de la vie et tous les problèmes sociaux que la population amène vraisemblablement à tous ces suicides et tentatives de suicide.

Les objectifs de cette étude étaient de relever les idées en rapport avec la conception du suicide, d'identifier et confirmer l'existence du suicide et surtout prévenir les cas de suicide par la sensibilisation de la population.

Pour ce faire, une étude descriptive transversale a été menée, grâce à la technique d'échantillonnage systématisé. Cela après avoir établi préalablement un relevé parcellaire.

Seuls ont été choisis et interviewés les sujets dont l'âge permet la compréhension du problème posé, mais habitant les ménages sélectionnés et ayant été présents au moment de l'enquête.

Après collecte et analyse des données, il ressort que l'âge moyen des enquêtés était de 30,9 ans, avec un sex ratio de 0,95 ; les tranches d'âge de nos enquêtés allait de 16-75 ans. Les femmes étaient les plus nombreuses dans une proportion de 51,3 % ; les enquêtés étaient en majorité des chrétiens, les chômeurs dans une proportion de 25,1 %. La majorité est diplômée d'état (42,6 %) et célibataire à 51,6 %. La plupart des enquêtés ont déjà entendu parler du suicide et reconnaissent avoir vécu dans leur milieu des cas de suicide dont la pendaison et la noyade sont les moyens les plus fréquents d'aboutissement à l'acte suicidaire. Acte pratiqué par les adultes, surtout les hommes. Enfin, cette population reconnait que le suicide est un problème de santé publique et condamnent cette attitude dont ils reconnaissent la possibilité d'hospitalisation. A cet effet, il convient d'organiser des campagnes d'information, de vulgarisation et de sensibilisation susceptibles de ralentir et éradiquer le suicide et ses dérivés dans nos milieux.

56. UTILISATION DE LA CONSULTATION PRENATALE A KINTANU

Par Victoria MASSAMBA KUBUTA ET KIYOMBO MBELA MD, PhD
2006

Contexte

Depuis de nombreuses années les soins et la prévention dans la lutte contre les taux élevés de mortalité infantile occupent une place importante dans les pays les moins avancés. Les enfants constituent plus de la moitié de la population dans la majorité de ces pays, ceux de moins de 5 ans représentent environ 19 % de la population en République Démocratique du Congo. La surveillance de la croissance a été reconnue comme une stratégie clé, non seulement parce qu'elle aide à promouvoir un état nutritionnel satisfaisant des enfants, mais aussi parce qu'elle fournit l'opportunité d'associer à bas prix d'autres interventions sur la santé de l'enfant.

Objectifs

La présente étude vise à évaluer l'utilisation des services de CPS par la population de la Zone de Santé Rurale de Kisantu et à analyser les causes d'abandon.

Matériels et méthode

La présente étude transversale couvre la période de deux ans allant du mois de janvier 2004 au mois de décembre 2006. Elle s'est intéressée à un total de 112 nourrissons qui ont totalisé 24 mois d'âge durant l'année 2006.

Résultats

- La proportion des enfants nés avec un faible poids était de 6 %
- Une grande proportion des mères (75 %) a abandonné la CPS avant que le nourrisson n'ait atteint l'âge de 24 mois
- L'âge moyen d'abandon était de 12 mois
- La fin du calendrier vaccinal reste le facteur principal d'abandon pour la majorité des mères
- Les enfants nés des pères universitaires étaient les plus réguliers à la CPN

Conclusion

La plupart des mères, n'accordant le plus d'intérêt qu'à la vaccination, inscrivent tôt leurs enfants à la CPS mais abandonnent aussi précocement lorsque le calendrier vaccinal est achevé. Le profil de ces dernières n'influence pratiquement pas leur régularité à la CPS alors que le niveau d'instruction des pères des nourrissons a un impact positif.

TABLE DES MATIERES

PRÉSENTATION DE LA FACULTÉ DE MÉDECINE DE L'UNIVERSITÉ KONGO.. 5

INTRODUCTION 7

PREMIERE PARTIE : ABSTRACTS DANS LE DOMAINE DE LA CHIRURGIE... 13

   1. FREQUENCE DES COLECTOMIES A L'HOPITAL DE LA COMPAGNIE SUCRIERE DE KWILU NGONGO 15

   2. PERITONITES POST-OPERATOIRES EN CHIRURGIE. CAS DE L'HOPITAL PROVINCIAL GENERAL DE REFERENCE DE KINSHASA 1995-2002 16

   3. LES PERITONITES PAR PERFORATION DU GRELE D'ORIGINE TYPHIQUE A L'HOPITAL PROVINCIAL GENERAL DE REFERENCE DE KINSHASA : ASPECTS CLINIQUES, THERAPEUTIQUES ET PRONOSTICS 17

   4. PROFIL EPIDEMIOLOGIQUE ET BILOGIQUE DES OSTEOMYELITES A L'HOPITAL SAINT LUC DE KISANTU 18

DEUXIEME PARTIE : ABSTRACTS DANS LE DOMAINE DE GYNECOLOGIE.. 21

   5. CANCER DU COL UTERIN A L' HOPITAL SAINT JOSEPH DE KINSHASA/ LIMETE 23

   6. LES ANOMALIES DU SPERMOGRAMME CHEZ LES PATIENTS SUIVI POUR STERILITE CAS DE L'HOPITAL SAINT LUC DE KISANTU 24

   7. IMPACT DE LA SURVEILLANCE DU TRAVAIL ET DE MODALITES D'ACCOUCHEMENT DANS LA GESTION DU POST PARTUM A L' HOPITAL SAINT LUC DE KISANTU. 25

   8. PRONOSTIC FŒTAL DE L'ACCOUCHEMENT DU DEUXIEME JUMEAU - CAS DE L'HOPITAL SAINT LUC DE KINSANTU 27

   9. HYSTEROSALPINGOGRAPHIE ET STERILITE FEMININE A L'HOPITAL SAINT LUC DE KISANTU 28

   10. ETIOLOGIES MICROBIENNES DES INFECTIONS DES INFECTIONS GENITO-URINAIRES CHEZ LES FEMMES

ENCEINTES « A L'HOPITAL PROVINCIAL GENERAL DE REFERENCE DE KINSHASA » 30

11. ASPECTS EPIDEMIOLOGIQUES ET CLINIQUES DES MYOMES UTERINS AU CENTRE HOSPITALIER DE KAPELA ... 31

12. GRAVIDO-PUERPERALITE DES ADOLESCENTES DE 13 A 17 ANS A L'HOPITAL PROVINCIAL GENERAL DE REFERENCE DE KINSHASA 32

13. ASPECTS CLINIQUES ET EPIDEMIOLOGIQUES DE LA GROSSESSE EXTRA-UTERINE ROMPUE A L'HOPITAL SAINT LUC DE KISANTU 33

14. PLACE DE L'ALLAITEMENT MATERNEL EN MILIEU URBANO-RURAL DE LA ZONE DE SANTE DE KISANTU 34

15. ASPECTS EPIDEMIOLOGIQUES, CLINIQUES ET THERAPEUTIQUES DE LA GROSSESSE EXTRA-UTERINE A L'HOPITAL PROVINCIAL GENERAL DE REFERENCE DE KINSHASA 36

16. ETUDE PRELIMINAIRE SUR L'UTILISATION DES METHODES CONTRACEPTIVES DANS QUATRE CENTRES DE SANTE DE A ZONE DE SANTE RURALE DE KISANTU 38

17. DE LA FEMME ENCEINTE REFEREE A L'HOPITAL GENERAL DE KINSHASA 41

18. PROFIL EPIDEMIOLOGIQUE DES FEMMES ENCEINTES REFEREES « CAS DE L'HOPITAL SAINT LUC DE KISANTU » ... 42

19. IMPACT DU MILIEU DANS LA SURVENUE DE LA MENARCHE 43

20. PREVALENCE DE LA MACROSOMIE FŒTALE A L'HOPITAL SAINT LUC DE KISANTU 44

21. ENQUETE SUR LA PRATIQUE CONTRACEPTIVE CHEZ LES FEMMES DU QUARTIER KIMBONDO/INKISI 45

TROISIEME PARTIE: ABSTRACTS DANS LE DOMAINE DE LA MEDECINE INTERNE 47

22. ETUDE EPIDEMIO-CLINIQUE DE L'INSUFFISSANCE CARDIAQUE DANS LE MILIEU URBAIN « CAS DE L'HOPITAL DE L'AMITIE SINO CONGOLAISE » 49

23. PROFIL EPIDEMIOLOGIQUE DES PERICARDITES TUBERCULEUSES EN MILIEU HOSPITALIER. CAS DE L'HOPITAL SAINT LUC DE KISANTU 50

24. MANIFESTATIONS CUTANEOMUQUEUSES CHEZ LES PERSONNES VIVANT AVEC LE VIH/SIDA : CAS DE L'HOPITAL GENERAL DE REFERENCE IME/KIMPESE 51

25. ETUDE SUR LES COMPLICATIONS ET MORTALITE ATTRIBUABLE A L'HYPERTENSION ARTERIELLE A L'HOPITAL GENERAL DE KINSHASA 52

26. PROFIL EPIDEMIO-CLINIQUE DES HEPATITES EN CONSULTATION PRIVEE. CAS DE LOMO MEDICAL/ KINSHASA 53

27. INDICATEURS DE L'ATTEINTE RENALE ET FACTEURS DE RISQUE DE NEPHROPATHIE OUVERTE DANS LE DIABETE SUCRE EN MILIEU RURAL. CAS DE L'HOPITAL GENERAL DE REFERENCE SAINT LUC DE KISANTU/BAS- CONGO 55

28. EVALUATION DE LA FILTRATION GLOMERULAIRE DANS L'HYPERTENSION ARTERIELLE ET LE DIABETIQUE SUCRE A LA CLINIQUE LOMO MEDICAL ET A L'HOPITAL GENERAL DE KINSHASA 56

29. LES ACCIDENTS VASCULAIRES A L'HÖPITAL SAINT LUC DE KISANTU. EL NINO, SAISONS, GUERRE ET PNEUMONIE 57

QUATRIEME PARTIE : ABSTRACTS DANS LE DOMAINE DE LA PEDIATRIE 59

30. PROFILS CLINIQUE ET BACTERIOLOGIQUE DES MENINGITES CHEZ LES ENFANTS DE MOINS DE 5 ANS (CAS DE L'HOPITAL SAINT LUC DE KISANTU) 61

31. PROFILS EPIDEMIOLOGIQUE, CLINIQUE ET BIOLOGIQUE DE L'ENFANT TRANSFUSE A L'INSTITUT MEDICAL EVANGELIQUE DE KIMPESE/BAS–CONGO. 62

32. PREVALENCE DES INFECTIONS RESPIRATOIRES AIGUES BASSES CHEZ LES ENFANTS DE 0-5 ANS EN MILIEU URBAIN « CAS DE L'HOPITAL PEDIATRIQUE DE KALEMBE LEMBE 63

33. LE PROFIL CLINIQUE DES PATHOLOGIES ASSOCIEES AU PALUDISME GRAVE CHEZ LES ENFANTS DE 6 A 59 MOIS A L'HOPITAL SAINT- LUC DE KISANTU 64

34. LA PLACE DE L'ANEMIE PALUSTRE DANS LES INDICATIONS TRANSFUSIONNELLES CHEZ LES ENFANTS DE 0 A 59 MOIS A L'HOPITAL SAINT LUC DE KISANTU......................65

35. « PROFILS CLINIQUE ET EPIDEMIOLOGIQUE DES NOUVEAU-NES EN MILIEU URBANO-RURAL : CAS DE L'HOPITAL IME/KIMPESE ET DU CENTRE HOSPITALIER DE LEMBA » 66

36. PLACE DE L'ALLAITEMENT MATERNEL EN MILIEU URBANO-RURAL DE LA ZONE DE SANTE DE KISANTU............67

37. PROFIL CLINIQUE ET EVOLUTIF DES INFECTIONS MATERNO-FOETALES A L'HOPITAL SAINT LUC DE KISANTU. 69

38. EVALUATION DE LA PRATIQUE D'ANESTHESIE PEDIATRIQUE A L'HOPITAL SAINT LUC DE KINSANTU. 70

39. INCIDENCE DE LA DIARRHEE AIGUE CHEZ L'ENFANT DE MOINS DE 5 ANS ET EVALUATION DE SA PRISE EN CHARGE. CAS DES 4 CENTRES DE SANTE DE LA ZONE DE SANTE RURALE DE MASSA 71

40. PRISE EN CHARGE DES INFECTIONS URINAIRES CHEZ LES ENFANTS DE 0 A 10 ANS ; DURANT L'ANNEE 2010. CAS DE L'HOPITAL SAINT LUC DE KISANTU 73

CINQUIEME PARTIE : ABSTRACTS DANS LE DOMAINE DE SCIENCES DE BASE ET SANTE PUBLIQUE 75

41. EVALUATION DES ATTITUDES, CONNAISSANCES, ET COMPORTEMENTS DES JEUNES DU QUARTIER KIMBONDO DANS LA CITE DE KINTANDU FACE AU VIH/SIDA. 77

42. EVALUATION DE LA GESTION ACTUELLE DES MEDICAMENTS DANS LES HOPITAUX GENERAUX DE REFERENCE DU BAS CONGO. 78

43. FREQUENCE DES ACCIDENTS D'EXPOSITION AU SANG DANS LES HOPITAUX DU BAS CONGO « CAS DES HOPITAUX GENERAUX DE REFERENCE DE BOMA ET KIMPESE ». 80

44. PROBLEMATIQUE DE L'UTILISATION RATIONNELLE DES ANTIBIOTIQUES A KISANTU..81

45. EVALUATION EXTERNE DU PROGRAMME NATIONAL DE LA TUBERCULOSE DANS LA ZONE DE SANTE DE KIMPESE DE 2000 A 2003 82

46. SENSIBILITE IN VITRO DU P. FALCIPARUM AUX PHYTOMEDICAMENTS (N'SANSIPHOS®, KILMA® POLYTHERA) ET AUX ANTIPALUDIQUES USUELS (ETUDE PRELIMINAIRE) 83

47. ENQUETE DE PREVALENCE ET DES FACTEURS DE RISQUE DU TABAGISME A KISENSO, MILIEU PERI-URBAIN DE KINSHASA, RD CONGO 83

48. ONCHOCERCOSE DANS LE DISTRICT SANITAIRE DE BOMA : PROFIL EPIDEMIOLOGIQUE ET CONTIBUTION AU PROGRAMME DE LUTTE (CAS DES ZONES DE SANTE DE BOMA-BUNGU ET DE MUANDA) 85

49. PERCEPTION DE LA SCHIZOPHRENIE PAR LE PERSONNEL SOIGNANT DE LA ZONE DE SANTE KISANTU. « CAS DE LA CITE URBANO-RURALE DE KISANTU ». 87

50. PREVALENCE DES MARQUEURS SEROLOGIQUES DES INFECTIONS VIRALES CHEZ LES DONNEURS DE SANG DE L'HSL DE KISANTU DU 2004 A 2007. CAS DE HIV, HBV ET HCV 88

51. LA CONSOMMATION DE BOISSONS ALCOOLISEES CHEZ LES ECOLIERS DE KISANTU « CAS DES ECOLES DE LA CITE DE KISANTU : 2007 — 2008 » 89

52. ETUDE MULTICENTRIQUE DU PROLAPSUS UTÉRIN CHEZ LA FEMME CONGOLAISE DE KINSHASA. « DU 1er JANVIER AU 31 DÉCEMBRE 2008 ». 90

53. EVALUATION DE L'APPORT DE LA SPIRULINE DANS LA RÉHABILITATION NUTRITIONNELLE DES ENFANTS DE 0 5 ANS ATTEINTS DE LA MALNUTRITION SÉVÈRE. CAS DU CENTRE NUTRITIONNEL THÉRAPEUTIQUE DES SŒURS DE CHARITÉ DE KISANTU 92

54. PROFIL BACTERIOLOGIQUE DES ALIMENTS CUITS VENDUS DANS LES MARCHES DE LA CITE DE NKANDU 93

55. EVALUATION DES CONAISSANCES, PERCEPTION ET ATTITUDES FACE AU SUICIDE AUPRES DE LA POPULATION

DE LA ZONE DE SANTE RURALE DE KISANTU « CAS DE LA CITE DE KINTANU » 94

56. UTILISATION DE LA CONSULTATION PRENATALE A KINTANU..95

TABLE DES MATIERES 99

www.ingramcontent.com/pod-product-compliance
Lightning Source LLC
Chambersburg PA
CBHW030901180526
45163CB00004B/1654